TUINA

LE VÉRITABLE MASSAGE TRADITIONNEL CHINOIS

Tome II
La pratique

EDITIONS
Charles Antoni
L'ORIGINEL

Couverture : dessin traditionnel chinois représentant le méridien du rein accompagné de l'idéogramme signifiant *Tuina.*

Les photos et les illustrations de l'ouvrage sont de l'auteur.

Editions Charles Antoni L'ORIGINEL
16 bis rue d'Odessa, BP 37
75014 Paris

1er dépôt légal : 2e trimestre 1997.
Dépôt légal : 2e trimestre 2008.
Retirage : avril 2022.

ISBN 978-2-910677-78-7

Jean-Pierre KRASENSKY

TUINA

LE VÉRITABLE MASSAGE TRADITIONNEL CHINOIS

Tome II
La pratique

Charles Antoni
L'ORIGINEL

COLLECTION SAGESSES DU CORPS

Du même auteur

Massage réflexe des pieds, Éd. Dangles, 1986.

Tuina, le véritable massage traditionnel chinois,
Tome I : Les bases théoriques
Éd. Antoni / L'Originel, 1997.

Sommaire

Introduction

« S'il n'aiguise d'abord ses outils l'artisan ne réussira jamais son œuvre » nous enseigne Confucius.

Aiguiser vos outils, c'est en quelque sorte ce que je vous ai proposé dans le tome 1, en vous décrivant les bases théoriques de Tuina, le véritable Massage Traditionnel Chinois.

Nous allons maintenant dans ce tome II voir comment se pratique Tuina. Mais avant de pratiquer un massage, il faut savoir sur quoi nous allons agir. Aussi après avoir « aiguisé nos outils », il est indispensable d'observer la « matière » que nous allons travailler. Autrement dit avant d'agir d'une manière thérapeutique, il faut connaître non seulement la maladie que nous voulons traiter, mais aussi ses causes et ses origines et également son processus d'évolution. Il convient donc avant tout de poser un diagnostic qui tient compte de tous ces éléments fondamentaux. C'est pourquoi nous commencerons par étudier les principes du diagnostic en Médecine Traditionnelle Chinoise.

Alors, nous pourrons véritablement commencer la pratique de Tuina. Au cours de cette pratique je vous conseille au début de ne pas hésiter à reconsulter les bases décrites dans le tome I de Tuina, car la moindre erreur de trajet ou de zone à masser risque de vous entraîner vers un échec, auquel cas le traitement prodigué par Tuina sera plus ou moins inefficace et donc sans résultats probants pour la personne traitée. Il est d'ailleurs possible qu'au début où vous pratiquerez Tuina les résultats ne soient pas aussi rapides que vous le désiriez, mais il ne faut pas désespérer, il faut au contraire persister dans la pratique. C'est en s'adonnant régulièrement à la pratique de Tuina que « le coup de main du maître » viendra. Un proverbe chinois dit : « Il est plus facile de savoir comment on fait une chose que de la faire. » Mais ce n'est pas pour cela qu'il faut abandonner. Il faut au contraire persévérer. D'ailleurs Lao Tseu nous enseigne que « l'échec est le fondement de la réussite ». Je vais rapidement ici redéfinir ce qu'est le Massage Traditionnel Chinois, en quelques lignes seulement car une large part a déjà été faite à cette définition au début du précédent ouvrage, le tome I, traitant des bases théoriques.

La Médecine Traditionnelle Chinoise, vieille de plus de cinq mille ans, a toujours eu une grande considération pour le massage. La technique du massage énergétique est même une partie importante de l'arsenal thérapeutique de la médecine chinoise actuelle au même titre que l'acupuncture, la moxibution, la pharmacopée traditionnelle (plantes, extraits animaux, minéraux).

Si en Europe nous avons, au début du siècle, ramené de Chine l'acupuncture, il faut savoir que nous avons ramené la dernière partie de la Médecine Traditionnelle Chinoise, en oubliant la partie manuelle que sont les massages et les manipulations. Et pourtant l'acupuncture ne représente en réalité que 15% de la Médecine Traditionnelle Chinoise.

L'efficacité du massage chinois dépend bien entendu des manœuvres effectuées par la personne qui l'exécute. Il existe une grande quantité de manœuvres, les unes qui dispersent les blocages d'énergie, les autres qui stimulent l'énergie, d'autres encore qui équilibrent l'énergie dans le corps, entre le haut et le bas, la droite et la gauche, entre un organe et un autre, etc.

Les effets des massages sont :

- l'amélioration de la circulation du sang et de l'énergie
- l'élimination des blocages énergétiques
- la détente des articulations, des muscles et des tissus mous
- la remise en place et le déblocage des articulations
- l'équilibre entre le corps et l'esprit par une détente générale et ainsi l'action sur la sphère psychologique.

L'intérêt du massage traditionnel chinois est de maintenir ou de rétablir la bonne circulation énergétique dans le corps, permettant ainsi santé et longévité.

En Chine point n'est besoin d'être médecin pour pratiquer le Tuina, le massage se pratique en famille.

Dans le Qi-Gong qui est la gymnastique traditionnelle chinoise, on trouve quantité d'auto-massages qui permettent de conserver la santé et d'obtenir la longévité. Vous trouverez dans ce livre des conseils thérapeutiques avec des exercices de Qi-Gong.

Enfin il convient pour réussir un bon massage thérapeutique de le faire avec tout son amour, de le faire du fond du cœur, avec une conscience « aimante ». Un bon Massage Traditionnel Chinois se fait non seulement avec ses mains, mais également avec son esprit et son cœur.

Il est écrit dans un vieil ouvrage :

« Là où agit la conscience
l'énergie vitale est activée.
Là ou l'énergie vitale est activée
le sang stimulé agit. »

« Si vous ne traitez pas bien ceux que vous devriez traiter le mieux, vous ne traiterez personne. » Mong-Tseu

Première partie

Les principes du diagnostic

Le diagnostic est une phase très importante en Médecine Traditionnelle Chinoise car il est dit que de poser un bon diagnostic c'est déjà avoir fait la moitié du traitement.

Nous l'avons déjà dit, la M.T.C. tient compte de l'individu dans sa globalité et, de ce fait, il ne suffit pas de tenir compte seulement du symptôme présent de la maladie, mais de considérer celui-ci comme le dernier maillon de l'évolution de la maladie. Le diagnostic demande donc une étude générale du malade tant au point de vue de l'état du physique externe que de l'état du physique interne. Mais il faut aussi étudier ses réactions diverses, sa manière de vivre, ses rapports avec le monde qui l'entoure, ses habitudes psychologiques, voire même spirituelles. Il faudra aussi faire l'historique le plus exact possible de la maladie pour savoir l'évolution qu'a suivie celle-ci, afin d'aller en chercher l'origine et donc les causes premières. Car lorsqu'un organe est malade ce n'est peut-être pas lui qu'il faut soigner, son déséquilibre n'est peut-être que la conséquence du déséquilibre d'un autre organe.

Prenons un exemple : Mr X présente des palpitations cardiaques, des insomnies. L'interrogatoire nous apprend que ses insomnies apparaissent surtout entre 1h et 3 h du matin et qu'il y a quelques années Mr X a été victime d'une hépatite. Que s'est-il passé ? L'hépatite est un dérèglement du foie qui a créé un excès de Yang dans cet organe ; selon la loi des 5 éléments le foie correspond au bois, le foie est la mère du cœur qui, lui, correspond au feu, la mère nourrit son fils. Dans notre cas la mère (foie) est trop Yang donc nourrit son fils (le cœur) d'une manière trop Yang, trop de bois nourrit le feu et donc le cœur s'emballe car le foie le nourrit de trop d'énergie. L'insomnie apparaît entre 1h et 3h du matin, moment de la plénitude énergétique du foie, ce qui dans ce créneau horaire ranime l'énergie du cœur normalement endormie, comme le cœur régit la pensée, cette dernière s'éveille et Mr X sort de son sommeil. Rien ne sert alors de traiter les palpitations si l'on ne calme pas l'excès de Yang du Foie.

Nous voyons qu'un déséquilibre au niveau d'un organe, si il n'est pas traité rapidement, va créer un déséquilibre à un autre niveau qui lui-même à la longue va créer un déséquilibre ailleurs et ainsi de suite. Il faut donc remonter le plus loin possible dans l'évolution de la maladie pour comprendre le mécanisme d'installation et donc poser le diagnostic exact et non le diagnostic symptomatologique afin d'entreprendre le traitement exact. Le Tuina fait partie intégrante de la M.T.C. et répond donc à un protocole identique de traitement basé sur un même protocole de diagnostic. Le traitement par le Massage Traditionnel Chinois suit des règles précises et la pose du diagnostic répond elle aussi à des règles précises que je vous invite à étudier maintenant.

Le diagnostic comprend:

1) 4 phases qui sont:
- l'observation: où l'on notera la constitution, la morphologie, les attitudes et gestes, le teint, l'examen des yeux, de la langue, etc.;
- l'audition: où l'on étudiera la voix, les bruits thoraciques et abdominaux et des autres parties du corps;
- l'interrogatoire: où l'on va se renseigner sur les troubles, le moment de leur apparition, les périodes d'aggravation ou de rémission, les antécédents, etc.;
- la palpation: où l'on étudie chaque zone corporelle en y testant la chaleur, la souplesse, la résistance, etc. Cette phase comprendra aussi la palpation des pouls, phase importante de l'examen.

Le *Nan Jing*, ouvrage traitant des difficultés de la M.T.C., nous dit à la difficulté 61 :

« — Tel qui par l'inspection connaît la maladie est appelé subtil,

— Tel qui par l'audition connaît la maladie est appelé perspicace,

— Tel qui par l'interrogation connaît la maladie est dénommé habile,

— Tel qui par la palpation connaît la maladie est dénommé adroit. »

2) 8 principes selon 4 groupes binaires qui sont :

- Yin-Yang
- Superficiel - Profond
- Vide - Plénitude
- Froid - Chaud

Les 4 phases

1) L'observation

Cette phase consiste à étudier un certain nombre de caractéristiques telles que le teint du patient, son regard, sa manière de se tenir, de marcher, de parler etc.

a) L'inspection du visage

La couleur de la face va nous renseigner sur l'état des organes.

Le *Nei King* dit: «Lorsque les couleurs morbides des 5 trésors se reflètent au niveau de la face, elle se manifestent séparément au niveau des régions qui lui correspondent. Si, par hasard, dans ces différents endroits se présente une couleur anormale, cela prouve qu'il existe une maladie du trésor correspondant.»

La face par elle-même reflète l'état du cœur, une face rouge va refléter une plénitude plus ou moins importante de sang, une face pâle va refléter un vide de sang.

Le foie se reflète au niveau des yeux et sur leur contour.

Les poumons se reflètent au niveau du nez.

La rate se reflète au niveau des lèvres et de leur contour ainsi qu'au menton.

Les reins se reflètent au niveau des pommettes.

D'une manière générale les couleurs suivantes au niveau de ces zones indiqueront:

- Noir et verdâtre: douleur
- Jaune ou rouge: chaleur
- Blanc: froid

Exemples: les yeux jaunes indiquent un phénomène de chaleur au foie, les lèvres blanches un phénomène de froid à la rate.

Une région particulière est à observer, c'est la région appelée Tsiue Tchong, située au niveau de l'espace inter-sourcilier.

Les textes nous apprennent: «Pour le diagnostic de toutes ces maladies, on observe en général la couleur de la région du Tsiue Tchong. Si la couleur de cette région présente un aspect superficiel et luisant, cela indique que la maladie due au Fong se développera à la surface du corps. Si au contraire elle se manifeste par un aspect profond et sombre, ce sera une maladie de Pi (rate) qui se déclarera à l'intérieur.»

Les couleurs superficielles refléteront une maladie de surface tandis que les couleurs profondes, ancrées, refléteront une maladie de la profondeur, des organes.

Les couleurs luisantes indiquent un bon pronostic, les couleurs ternes au contraire indiquent l'aspect morbide de la maladie.

La concentration de la couleur montre une évolution traînante vers la guérison, une dispersion montre une guérison rapide.

Une couleur morbide qui se propage vers le haut du visage indique une aggravation, si au contraire elle se propage vers le bas cela signe une amélioration.

Ceci est indiqué dans le *Nei King Sou Wen* où il est écrit:

«Chaque localisation répond à un état bien précis. En haut le teint montre la rébellion de l'énergie, en bas sa docilité. En outre, on voit chez la femme l'énergie rebelle à droite et l'énergie docile à gauche, chez l'homme l'énergie rebelle à gauche, l'énergie docile à droite.»

Citons à nouveau le *Nei King Sou Wen*, au chapitre 15: «Une précieuse méthode», qui nous enseigne:

«Il faut étudier la couleur de la face, en haut, en bas, à droite, à gauche, et noter les différences observées. Si le teint est légèrement coloré, les infusions seront indiquées et la guérison surviendra dans les dix jours. Si le teint est soutenu, le même traitement sera mis en jeu, mais la guérison ne sera obtenue qu'en vingt et un jours. Si le teint est foncé, on préférera donner des macérations dans du vin et on obtiendra la guérison en cent jours. Lorsque le teint est cadavérique et la face décharnée, il n'y a guère de traitement possible et la mort surviendra dans les cent jours.»

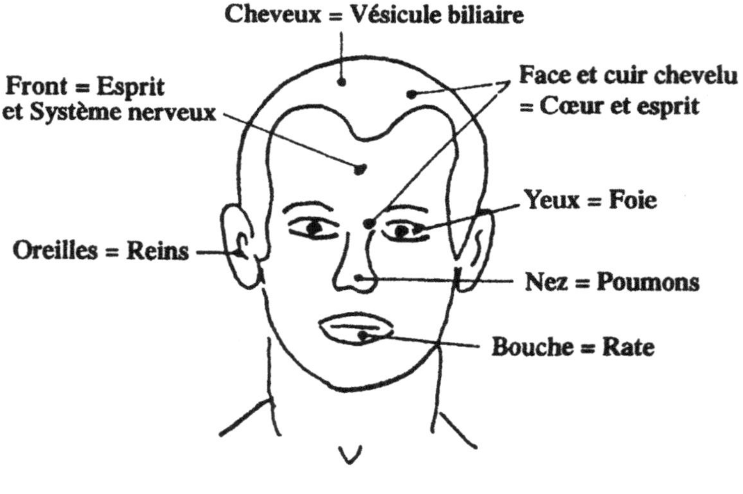

Correspondances du visage avec les organes

b) L'inspection des yeux

C'est une phase très importante de l'examen, car les yeux sont le reflet de l'intérieur du corps.

Si d'une manière générale les yeux sont le reflet du foie, chaque partie reflète également l'état d'un organe.

La pupille est le reflet du cœur,

l'iris est le reflet des reins,

le blanc des yeux est le reflet des poumons,

le dessus des yeux (entre la paupière supérieure et les sourcils) reflète la rate,

le dessous reflète le foie.

L'étude de ces zones nous renseigne donc sur l'état des 5 organes. Nous étudierons à ce niveau l'éclat des yeux et également la couleur.

Exemples :

- En cas de problème cardiaque, la pupille est sombre.
- Si l'iris est sans éclat, il y a faiblesse des reins.
- S'il y a des fils de sang rouge dans le blanc des yeux, il y a stagnation d'énergie aux poumons.
- Si les cernes inférieurs sont de couleur bleu-vert, il y a insuffisance d'énergie au niveau du foie.
- Si le dessus des yeux est rouge et sec il y a problème au niveau de la rate et une mauvaise digestion.

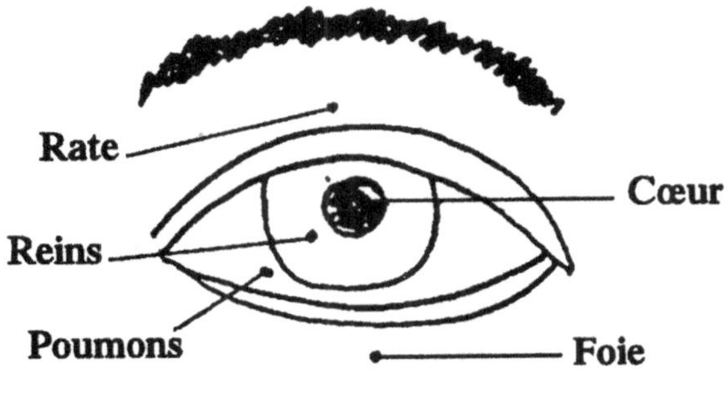

Examen des yeux

Les textes anciens nous enseignent également que :

Celui qui a les yeux rouges : la maladie se trouve au cœur.

Celui qui a les yeux blancs : a une maladie des poumons.

Celui qui a les yeux jaunes : a une maladie de la rate.

Celui qui a les yeux verts : la maladie siège au foie.

Celui qui a les yeux noirs : a une maladie aux reins.

Celui qui a les yeux jaunâtres, dont on ne peut pas bien distinguer la couleur : a une maladie au niveau de la poitrine.

Quand on examine la couleur des yeux, celui qui a un vaisseau rouge qui se dirige de haut en bas a une maladie au Tae Yang (IG-V).

Celui dont le vaisseau rouge se dirige de bas en haut a une maladie du Yang-Ming (E-GI).

Celui dont le vaisseau va de l'extérieur vers l'intérieur, a une maladie du Shao Yang (VB-TR).

c) L'examen de la langue

L'examen de la langue nous renseigne surtout sur le niveau où se trouve le déséquilibre, c'est-à-dire au niveau de quel réchauffeur (inférieur, moyen ou supérieur). A savoir que si la maladie est ancienne, plusieurs réchauffeurs peuvent être atteints. Il nous faut pour cela diviser la langue en trois parties, la partie antérieure au niveau de la pointe, la partie moyenne au milieu et la partie postérieure vers la gorge.

- La partie antérieure représente le réchauffeur supérieur. Si l'on y rencontre par exemple des points rouges, il y aura certainement des problèmes cardiaques.

- La partie moyenne représente le réchauffeur moyen. Si cette partie est blanche ou jaune on sera en présence de problèmes digestifs (foie, rate).

- La partie postérieure représente le réchauffeur inférieur. Si elle est sèche et sombre, avec des crevasses, ce sont les reins qui sont atteints.

Il faut également étudier l'enduit lingual :

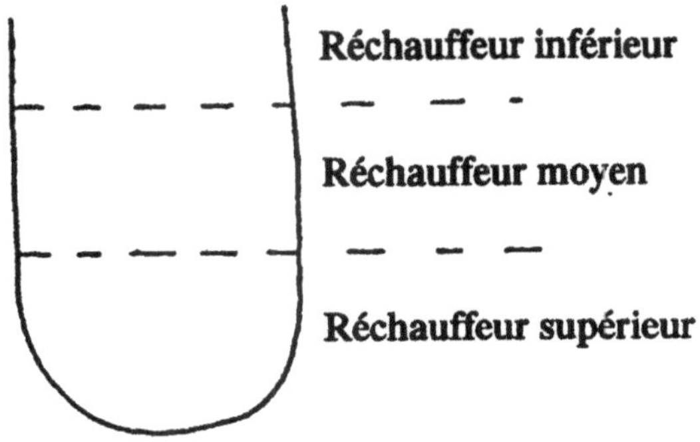

Examen de la langue

Si l'enduit est blanc, il s'agit d'une affection externe (Biao).

Si celui-ci est épais, rugueux, c'est une chaleur externe.

S'il est collant, la pathologie est due à l'humidité.

S'il est mou, non adhérent, c'est un vide de froid interne.

Si l'enduit est jaune, il s'agit d'une affection interne (Li).

Si celui-ci est collant, la pathologie est due à la chaleur humide.

S'il est rugueux, c'est la chaleur.

S'il est foncé, la pathologie est au Yang-ming (E-GI).

S'il est jaune et noir, la pathologie est à l'estomac (ulcère).

S'il forme des épines noires, dans ce cas l'énergie et le sang sont épuisés, le diagnostic est morbide.

La couleur générale de la langue elle-même peut donner des indications, par exemple :

Si elle est sans éclat, c'est un vide de sang qui atteint le cœur et la rate.

Si elle est rose avec de petites taches violettes, c'est une affection intestinale importante.

Si elle est rose avec des taches jaunâtres, on est en présence d'un ictère.

Si elle est rouge vif avec des taches rouge foncé, il y a une énergie perverse au cœur.

Si le bout est rouge vif, il y a le feu au cœur et la chaleur au foie.

Si elle est pourpre, le foie est intoxiqué.

La forme de la langue peut aussi renseigner :

- grosse et pâle c'est un vide de Yang
- grosse et rouge, humidité-chaleur
- maigre, c'est un vide de Yin
- avec les empreintes des dents sur le côté, c'est un vide de rate avec humidité.
- avec des crevasses, c'est une atteinte de l'énergie de base (jing) au niveau des reins.

La mobilité de la langue :

- rigide : trop de chaleur
- molle : état de vide
- rétractée : obstruction par le froid
- tremblante : présence du vent interne.

d) Examen de la main

L'observation portera sur la paume et sur les ongles.

Sur la paume 3 zones se reflètent, les reins, le foie, la rate.

Les reins se reflètent au niveau de l'éminence thénar (base du pouce).

Si des veines sont apparentes, si cette zone est de couleur bleu foncé, il s'agit d'un vide d'énergie vitale, la personne est fatiguée. L'intensité de la couleur est proportionnelle au vide de Qi vital.

Le foie se reflète au niveau de l'éminence hypothénar (en arrière du petit doigt).

Si cette zone est de couleur rouge, il y a trop de feu au foie.

La rate se reflète dans le creux de la paume.

Si cette zone est d'un bleu plus ou moins foncé, il y a des troubles digestifs liés à la rate.

La forme générale de la main donne aussi des indications sur le tempérament élémentaire du patient, c'est-à-dire sur son rapport avec les cinq éléments :

- La main du type Bois est bien proportionnée, ni trop longue, ni trop courte, ni trop fine, ni trop grosse. La peau de la paume présente une multitude de stries, les doigts sont striés dans le sens longitudinal. Les articulations phalangiennes sont noueuses.

- La main du type Feu est très longue. Les doigts sont fins et longs, ils sont souples et très agiles. Ils se mobilisent comme des flammes, en tous sens et avec souplesse et rapidité. Ils sont laxes et s'écartent largement comme les rayons du soleil. L'une des particularités de la main Feu est la forme de griffe que prend le petit doigt quand la personne tend les doigts.

- La main du type Terre est courte et carrée, épaisse et boudinée. Les doigts sont courts et également boudinés. La pliure des articulations interphalangiennes est formée souvent d'un pli unique et profond.

- La main du type Métal est longue et de forme ovale. Les doigts sont longs mais proportionnellement moins que la paume. Ils sont moyennement fins et inclinés sur le côté, principalement la dernière phalange. Avec l'âge ils peuvent s'incliner de plus en plus et devenir crochus avec l'aspect d'une main « tempête ». Les plis interphalangiens sont souvent au nombre de trois ou plus.

- La main du type Eau est courte mais non boudinée. Les doigts sont courts et bouffis. La peau a un aspect mou, lâche, comme une toile mal tendue. On peut facilement la pincer entre les doigts et le pli alors formé reste un moment tel quel.

La forme des ongles suit la même typologie élémentaire :

- L'ongle du type Bois est comme la main, bien proportionné et de forme oblongue, normalement bombé.

- L'ongle du type Feu est long et étroit, il a une forme ovale avec une extrémité fine. Il est en général très bombé.

- L'ongle du type Terre est court et plat, de forme triangulaire à sommet situé vers la base. Autour de l'ongle se forme un bourrelet de chair qui lui donne l'impression d'être enchâssé dans le doigt.

- L'ongle du type Métal est long et légèrement bombé. Il est de forme rectangulaire.

- L'ongle du type Eau est court et très plat, de forme trapézoïdale. Il se courbe en avant en suivant la pulpe du doigt. Son pourtour est mal délimité, il est difficile de distinguer la limite entre peau et ongle.

- L'ongle de type Yang est dur et résistant.

- L'ongle de type Yin est mou et fragile. Il est parsemé de taches blanches.

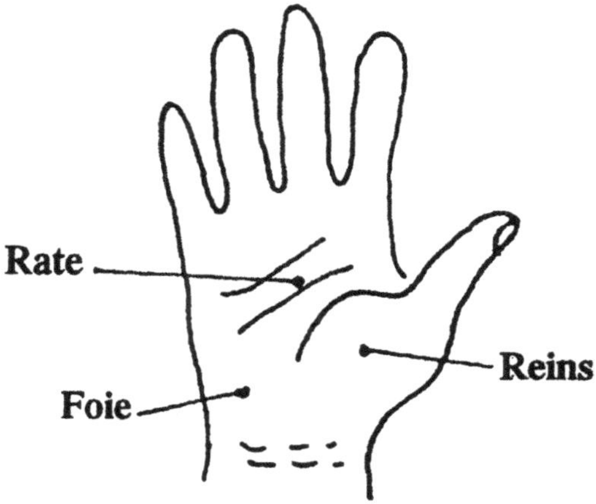

Examen de la main

e) Autres signes

D'autres signes généraux nous renseignent sur l'état Yin/Yang du sujet.

L'attitude rigide signe un état Yang, au contraire une attitude trop souple, trop lâche, montrera un état Yin.

Une voix grave accompagnera un sujet Yang, aiguë un sujet Yin.

Une marche ferme sera Yang, trop molle Yin, tremblante une présence de vent interne.

La Médecine Traditionnelle Chinoise se base aussi quelquefois sur les odeurs du patient, odeur de son haleine, de sa peau, au besoin de ses sécrétions: sueur, urines, fèces, sécrétions vaginales, etc. La consistance de ces sécrétions est aussi étudiée parfois par le praticien en M.T.C., consistance liquide, glaireuse, filante, grasse, sèche, etc.

2) L'audition

Cette phase consiste à écouter les bruits internes du corps pour détecter les bruits anormaux.

Outre le son de la voix déjà étudié au cours de l'observation, le praticien écoute:

- les bruits du cœur pour savoir si les battements sont réguliers, pas trop rapides ni trop lents, si le cœur n'est pas trop nerveux (Yang) ou trop calme (Yin), etc.

- les bruits pulmonaires pour voir s'il n'y a pas d'obstructions, s'il n'y a pas trop d'humidité ou trop de sécheresse, si le souffle n'est pas trop court, trop profond, trop superficiel etc.

- les bruits abdominaux et intestinaux, borborygmes, présence de vent, présence d'humidité, etc.

- la résonance aux différents endroits du corps, pour ce faire le praticien place une main à plat sur l'endroit voulu et tape dessus à petits coups secs avec les doigts de l'autre main pour écouter la résonance produite. Si le bruit est sourd, il y a plénitude donc blocage, si au contraire il est très résonnant, il y a vide, si le bruit se propage par vague, il y a trop d'humidité, si le bruit est sec, il y a trop de chaleur qui entraîne la sécheresse, etc.

- les bruits articulaires renseignent sur l'état énergétique des articulations.

3) L'interrogation

C'est une phase également importante de l'examen, car c'est elle qui va faire préciser l'ancienneté de la maladie, son évolution dans le temps, la rythmicité des troubles, les circonstances d'apparition, les facteurs climatiques qui aggravent ou améliorent les troubles, les conditions de vie, de travail, d'environnement, les relations familiales et de travail, les antécédents. C'est cette phase qui va permettre au praticien d'établir le schéma de progression de la maladie et donc de trouver ou tout au moins de s'approcher le plus possible de l'origine.

Mais cette phase ne doit pas être pénible pour le patient. Elle ne doit pas ressembler à un interrogatoire de police. Elle ne doit pas non plus être trop technique, c'est-à-dire que le praticien doit éviter d'employer des thermes médicaux que le patient risque de ne pas comprendre ou comprendre de travers, ce qui risque de fausser le diagnostic final. Il faut employer des mots simples pour s'entendre par un langage commun.

En réalité cette phase n'est pas un temps précis de l'examen, elle s'accomplit au cours des autres phases. Le praticien interroge son patient pendant qu'il l'observe, pendant qu'il le palpe et l'ausculte, voire même pendant qu'il commence à le soigner, car un patient n'a pas forcément envie de tout dévoiler de sa vie de but en blanc, ou peut-être a-t-il omis de dire quelque chose à la première visite ou dès les premiers moments de la consultation.

4) La palpation

Cette phase comprend deux parties importantes, l'étude palpatoire des points Yu, des points Mo, de l'abdomen et l'étude des pouls.

La palpation des point Yu, des points Mo et de l'abdomen

Il faut tester un par un les points Yu situés le long de la colonne vertébrale et les points Mo situés sur le devant du corps. Pour ce faire le praticien appuie sur chaque point, le palpe et pince la peau à son niveau par un mouvement de palper rouler. Il évalue ainsi la souplesse des tissus et demande au malade s'il y a douleur ou pas. Chaque point Yu et chaque point Mo correspondant à un organe, il est facile d'en déduire les perturbations organiques représentées par chaque point douloureux.

Il est à noter que le Dr Jarricot a fait en son temps une cartographie des dermalgies réflexes qui est très proche des cartographies chinoises.

Ensuite, le praticien palpe l'abdomen, ce qui lui permet de noter les zones de blocage. Il palpe un par un les organes pour noter leur souplesse, leur dimension, leurs éventuelles adhérences avec les tissus voisins sachant qu'un tissu sain est un tissu mobile. Il est ainsi possible de sentir sous les mains les éventuels problèmes de foie, d'estomac, de reins, d'intestins, des organes uro-génitaux ou autres.

La palpation de l'abdomen se termine par la palpation des

battements péri-ombilicaux qui renseignent sur l'état de vide ou de plénitude des différents organes. En effet à cet endroit passe l'aorte, une artère importante dont les battements reflètent l'état des organes en vide et en plénitude, à savoir :

- en haut à gauche de l'ombilic, le vide de rate et estomac (1)
- au-dessus de l'ombilic la plénitude de cœur (2)
- en haut à droite la plénitude de rate (3)
- en bas à droite le vide de rein (4)
- en bas le vide de cœur (5)
- en bas à gauche la plénitude de rein. (6)

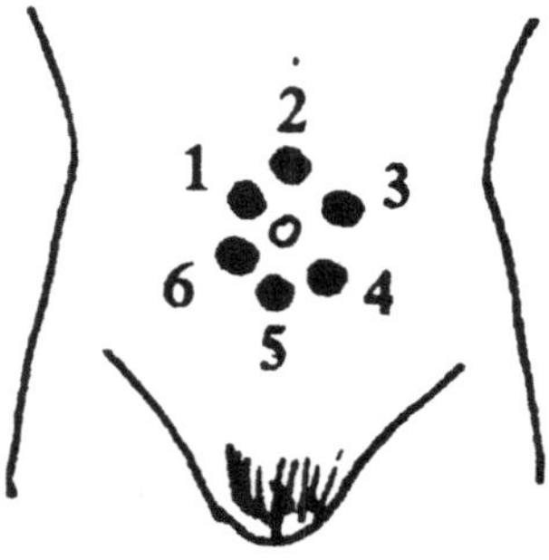

Examen de l'abdomen

La palpation des pouls

L'étude des pouls est un moment très important de l'examen mais peut-être le plus délicat et le plus difficile car il demande une grande concentration et un état de grand calme de la part du praticien.

Il faut signaler que la prise des pouls est très spécifique à la M.T.C. car c'est un examen qui ne tient pas compte d'un seul pouls comme en médecine occidentale mais de plusieurs pouls.

Parfois la difficulté de leur perception et de la nécessité d'un maître pour vous les faire percevoir en fait une partie délaissée des praticiens occidentaux. Et pourtant, les pouls sont une partie essentielle du diagnostic en M.T.C. par les renseignements importants qu'ils peuvent fournir, non seulement pour le traitement des maladies, mais également à titre préventif.

La complexité de la perception chinoise des pouls est largement facilitée, pour le praticien, par la pratique du Qi-Gong et du Tai-Ji-Quan qui permettent la connaissance du contrôle et de la concentration des souffles.

La pulsologie bien qu'existant depuis des millénaires a vraiment été codifiée et simplifiée par Wang Chou Houo au troisième siècle dans *Le traité des pouls* où il donne la description des vingt-huit principales altérations.

Contrairement à la médecine occidentale, où il n'existe qu'un seul pouls au poignet, en M.T.C. il existe six pouls à chaque poignet, trois superficiels (viscéraux) et trois profonds (organiques).

Pour la prise des pouls, le praticien place trois doigts côte à côte au niveau du poignet (côté pouce), l'annulaire sur le pli du poignet, le majeur à côté puis l'index.

Le pouls perçu côté main est appelé pouls Pouce, celui du milieu Barrière, celui côté bras Pied.

Localisation viscérale des pouls

A gauche :

	superficiel	**profond**
Pouce	Intestin Grêle	Cœur
Barrière	Vésicule biliaire	Foie
Pied	Vessie	Reins

A droite :

	superficiel	profond
Pouce	Gros intestin	Poumon
Barrière	Estomac	Rate
Pied	Triple réchauffeur	Maître cœur

Localisation des trois réchauffeurs

Cette localisation tient compte des pouls superficiels, droite et gauche à la fois.

Pouce	Réchauffeur supérieur
Barrière	Réchauffeur moyen
Pied	Réchauffeur inférieur

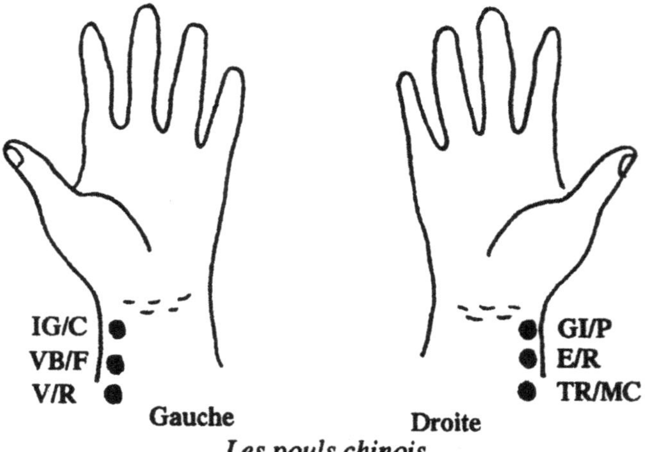

Les pouls chinois

Caractéristiques des pouls normaux

- On doit avoir 5 battements par respiration (inspiration-expiration).

- Les pouls barrières battent un peu plus fort que les pouls pouce et pied.

- Il ne doit pas y avoir d'interruption sur 50 battements, sinon plus il y a d'arrêts plus il y a d'organes en déséquilibre.

- L'amplitude doit être régulière.

Caractéristiques Yin/Yang des pouls

Le pouls Yin est profond, le pied est plus fort que le pouce, il est lent et plus fort à droite qu'à gauche.

Le pouls Yang est superficiel, le pouce est plus fort que le pied, il est rapide, le gauche est plus fort que le droit.

Description des 28 pouls de Wang Chou Houo

1) Le pouls flottant (Fu)

Description : il est superficiel, on le sent juste sous la peau, il disparaît à la pression forte.

Signification : la pathologie est superficielle, dans le Biao.

2) Le pouls profond (Chen)

Description : il est profond, on le sent seulement par une pression forte.

Signification : la pathologie est en profondeur, dans le Li.

3) Le pouls lent (Chi)

Description : pouls qui a moins de 4 battements par respiration.

Signification : la maladie est symptomatologique du froid.

4) Le pouls rapide (Shu)

Description : pouls qui a plus de 5 battements par respiration.

Signification : la maladie est symptomatologique du chaud.

5) Le pouls glissant (Hua)

Description : comme une perle qui roule.

Signification : plénitude de chaleur ou stagnation de nourriture.

6) Le pouls râpeux (Se)

Description : ressemble à une lame raclant une tige de bambou.

Signification : Jing affaibli ou amas de sang et stagnation du Qi, anémie.

7) Le pouls long (Chang)

Description : dépasse de son espace.

Signification : régulier c'est signe de résistance, tendu c'est une affection du Yang.

8) Le pouls court (Duan)

Description : le début et la fin du pouls ne sont pas perceptibles, seul le milieu est senti.

Signification : mauvaise circulation du Qi, faiblesse de l'estomac, la guérison est souvent difficile.

9) Le pouls tendu (Sienn)

Description : il est tendu comme la corde d'un arc.

Signification : il est caractéristique de la maladie du foie et de la vésicule biliaire. On le rencontre aussi en cas de fortes douleurs.

10) Le pouls serré (Jin)

Description : arrive et repart avec force.

Signification : douleur ou froid, ou stagnation de nourriture.

11) Le pouls vide (Xu)

Description : lent et large, sans force.

Signification : Qi et sang en vide.

12) Le pouls plein (Shi)

Description : il est long et un peu tendu, très puissant.

Signification : plénitude.

13) Le pouls vaste (Hong)

Description : puissant quand il arrive à la manière d'une vague mais faible quand il repart.

Signification : excès de chaleur.

14) Le pouls tige d'oignon (Kou)

Description : il est flottant, gros mais faible et vide au milieu.

Signification : pertes de liquide (sang, transpiration etc.).

15) Le pouls tenu (Wei)

Description : fin et souple, disparaît à la pression.

Signification : vide du Yang du cœur et des reins.

16) Le pouls paisible (Huan)

Description : lent et tranquille, sans attache.

Signification : calme et régulier c'est le bon équilibre, la fin de la maladie. Mou c'est signe d'humidité et de faiblesse de la rate et de l'estomac.

17) Le pouls en peau de tambour (Ko)

Description : creux et tendu.

Signification : hémorragies ou perte de Jing.

18) Le pouls fixe (Lao)

Description : ferme, plein, grand et long.

Signification : accumulation de froid.

19) Le pouls inconsistant (Ru)

Description : pouls faible, mou comme un morceau de coton mouillé.

Signification : maladies dues à l'humidité, vides (Jing, Sang, Qi).

20) Le pouls faible (Ruo)

Description : sans force, il disparaît à la moindre pression, il est lent et profond.

Signification : vide de Sang et de Qi.

21) Le pouls fin (Xi)

Description : faible et sans force mais toujours présent.

Signification : maladies de l'humidité, vide de sang et de Qi.

22) Le pouls enfoui (Fu)

Description : très profond, on le sent très peu en appuyant légèrement les doigts.

Signification : le froid est en profondeur empêchant la circulation du Qi et du sang.

23) Le pouls remuant (Dong)

Description : il remue beaucoup, comme un grain de riz qui saute sous le doigt.

Signification : convulsions, agitation, peur.

24) Le pouls pressé (Cu)

Description : accéléré et rapide avec des pauses irrégulières.

Signification : excès de chaleur, Yang qui monte, stagnation du Qi.

25) Le pouls éparpillé (San)

Description : pouls superficiel tantôt rapide tantôt lent, avec des pauses irrégulières.

Signification : signe la gravité, l'épuisement du Qi et le début d'épuisement du Jing.

26) Le pouls noué (Jie)

Description : lent et peu mobile, avec pauses fréquentes.

Signification : plénitude de Yin qui empêche le Qi de circuler.

27) Le pouls irrégulier (Dai)

Description : s'arrête à intervalles réguliers.

Signification : faiblesse du Qi des organes. Ce pouls marque les 100 jours de grossesse.

28) Le pouls retardé (Tghre)

Description : très lent, semble arriver avec un temps de retard.

Signification : stagnation du Qi, vide de Yang, froid en profondeur.

Il existe aussi sur chaque méridien principal un pouls dit « pouls révélateur » qui indique l'état énergétique de ce méridien. Ces pouls correspondent à des points d'acupuncture situés sur une artère. Ils permettent également, du fait de la bilatéralité des méridiens principaux de comparer l'état énergétique d'un côté par rapport à l'autre.

Ces points sont pour les méridiens respectifs :
- Poumon : 9P
- Gros Intestin : 4GI
- Estomac : 9E
- Rate-Pancréas : 11RP
- Cœur : 7C
- Intestin Grêle : 18IG
- Vessie : 2V
- Rein : 3R
- Maître-Cœur : 7MC
- Triple Réchauffeur : 23TR
- Vésicule Biliaire : 4VB
- Foie : 9F

A ces points principaux, on peut également ajouter les points 3C, 11P, 41E, 3F, où l'on peut tester les pouls.

Ajoutons que la comparaison des trois pouls situés au niveau des points 3R, 9P et 9E permet de savoir s'il y a déséquilibre d'énergie entre différents niveaux.

Si le pouls au point 3R est plus faible qu'au point 9E, il y a manque d'énergie en bas du corps et vice versa.

Si le pouls du cou au point 9E est plus fort que le pouls du poignet au 9P, il y a excès d'énergie en surface.

Et enfin, si le pouls du poignet 9P est plus fort que le pouls du cou 9E, il y a excès d'énergie en profondeur.

Les 8 principes

Les huit principes vont nous permettre de classer la maladie en rapport avec l'individu atteint.

Ces huit principes sont classés, nous l'avons déjà dit, en 4 groupes binaires qui sont rappelons-le :

-Yin / Yang
- Superficiel / Profond
- Vide / Plénitude
- Froid / Chaud

Ce classement de la maladie va nous permettre de poser l'orientation du traitement. Par exemple une maladie qui sera du type Yang demandera une dispersion du Yang ou une tonification du Yin ou les deux. Un organe qui sera en vide aura besoin d'être tonifié et au contraire être dispersé si il est en plénitude. La maladie peut siéger en profondeur ou en surface. Elle peut être du type froid auquel cas il faudra réchauffer et vice versa si elle est du type chaud.

Examinons maintenant les éléments de classification de ces huit principes.

1) Yin / Yang

On doit distinguer l'état Yin/Yang général de la personne et l'état Yin/Yang local, c'est-à-dire de l'endroit où se trouve le symptôme (algie par exemple).

Ying/Yang général

- Les individus du type Yang sont plutôt:
minces, secs,
chauves, poilus,

du type latin, à l'aise, gais,
yeux et cheveux noirs,
excités, rouges, parlent fort et beaucoup,
dorment peu, digèrent vite,
urinent peu, ont souvent soif,
cherchent le frais, l'obscurité,
sont sportifs, facilement contracturés,
cherchent le sel et ont besoin de sucre,
leurs maladies sont aggravées en été,
les hommes sont très virils, les femmes très féminines,
la femme Yang a des règles peu abondantes et courtes.

- Les individus du type Yin sont plutôt :
gros, transpirants,
chevelus, glabres,
de type nordique, timides, tristes,
ont les yeux bleus, les cheveux blonds,
sont calmes, blafards, parlent bas et peu,
somnolent, digèrent mal,
urinent beaucoup, salivent beaucoup,
cherchent le chaud, la lumière,
sont sédentaires, flasques,
cherchent le sucre et ont besoin de sel,
leurs maladies sont aggravées l'hiver,
les hommes sont peu virils, les femmes peu féminines,
les femmes ont des règles abondantes et longues.

Ces critères nous permettent de définir l'état Yin/Yang d'un individu, sachant que la proportion de Yin et de Yang varie d'une personne à l'autre. Quelqu'un peut être très Yin ou très Yang ou plutôt Yang avec certains aspects Yin etc. Toutes les combinaisons sont possibles avec des pourcentages Yin/Yang différents. Il conviendra donc d'apprécier cet équilibre, ou ce déséquilibre, en fonction de ces critères.

Yin/Yang local

- Localement le Yang se manifeste par:
une peau chaude, rouge, sèche et écailleuse;
il y a aggravation par la chaleur, la pression, la sécheresse, la douleur est fulgurante, rapide, récente, erratique, intermittente, battante, plutôt diurne, aggravée par le mouvement, d'origine traumatique, superficielle, avec des contractures.

- Localement le Yin se manifeste par:
une peau froide, blafarde, présence d'œdème;
la douleur est aggravée par le froid, la dépression, l'humidité, elle est sourde, prolongée, ancienne, fixe et précise, permanente et non battante, plutôt nocturne, aggravée par le repos, du type rhumatismal, profonde, paralysante.

2) Superficiel/profond

Une maladie peut être sur le plan superficiel, encore nommée l'avers (Biao), ou en profondeur, revers (Li).

Les maladies de l'avers (Biao) se caractérisent par:
- des dermatoses, des atteintes cutanées;
- l'atteinte des ligaments, des tendons, des muscles superficiels;
- l'atteinte des os et des articulations situés directement sous la peau;
- des affections des muqueuses de la bouche et des parties génitales;
- l'atteinte des organes des sens;
- les affections du tissu sous-cutané;
- les affections des vaisseaux superficiels et des capillaires.

Les maladies du revers (Li) se caractérisent par:
- sa situation au niveau des organes profonds;

- l'atteinte des vaisseaux profonds ;
- l'atteinte du tissu nerveux profond ;
- l'atteinte du péritoine ;
- les affections du système nerveux central, de la mœlle épinière ;
- l'atteinte des muscles profonds, des aponévroses ;
- les affections articulaires profondes, les synovies ;
- les affections os et de la mœlle osseuse.

Il faut savoir qu'une atteinte de l'avers a son revers et qu'une atteinte du revers a son avers.

Une maladie qui passe du revers à l'avers est bénigne, comme les maladies éruptives d'origine digestive par exemple.

Par contre une maladie qui passe de l'avers au revers est grave, car la maladie s'incruste dans l'organisme, par exemple un eczéma peut donner un asthme profond qui peut se transformer en une insuffisance respiratoire grave.

Enfin ne pas oublier que certains pouls comme nous l'avons vu précédemment peuvent nous renseigner sur l'état énergétique de la profondeur et de la surface.

3) Vide / Plénitude

Les énergies Yin et Yang, ainsi que le Qi et le sang déterminent le mouvement de la vie de l'Homme. C'est en fonction de l'équilibre ou du déséquilibre de ces deux couples qui engendrent ces mouvements que le praticien va observer l'état de bonne santé ou de mauvaise santé de son patient.

L'état de bonne santé est caractérisé par le bon fonctionnement du Yin et du Yang et par l'équilibre sang et énergie. Leur manque d'activité ou leur insuffisance, leur suractivité ou leur surabondance, vont déterminer l'état de mauvaise santé.

En M.T.C. l'état d'insuffisance est appelé Vide, l'état de surabondance est appelé Plénitude.

Le vide provoque des signes d'hypoactivité.

La plénitude provoque des signes d'hyperactivité.

Chacun des éléments et donc les organes qui leur correspondent peuvent se trouver en vide d'énergie ou au contraire en plénitude, ceci indépendamment des horaires de plénitude ou du cycle des saisons. Ceci se caractérise par certains symptômes qu'il faut rechercher pendant l'examen pour rétablir ensuite l'équilibre normal par le massage.

Le Bois - Foie, Vésicule Biliaire - Printemps

Plénitude	**Vide**
- déteste la saveur acide	- recherche l'acide
- calmé par le sucré	- aggravé par le sucré
- coléreux	- calme
- larmoyant	- yeux secs, vue faible
- déteste le vert	- recherche le vert
- polyglobulie	- anémie
- aggravé au printemps	- amélioré au printemps
- fatigué à la marche	- amélioré à la marche
- muscles contractés	- faiblesse musculaire
- déteste le mouton	- aime le mouton
- aime l'odeur douce	- déteste l'odeur douce
- déteste le rance	- aime le rance
- craint le vent	- recherche le vent
- ongles cassants	- ongles blanchâtres
- yeux qui fatiguent	- faiblesse de la vue

Feu - Cœur, Maître-Cœur, Intestin Grêle, Triple Réchauffeur - Été

Plénitude	Vide
- déteste l'amer	- recherche l'amer
- calmé par le piquant	- aggravé par le piquant
- très excité, rit trop	- triste
- transpiration abondante	- ne transpire pas assez
- déteste le rouge	- recherche le rouge
- troubles psychiques par excès	- troubles psychiques par insuffisance
- aggravé en été	- amélioré en été
- hypertension	- hypotension
- déteste le poulet	- aime le poulet
- déteste le pain	- mange beaucoup de pain
- déteste l'odeur de brûlé	- aime l'odeur de brûlé
- craint la chaleur	- aime la chaleur
- teint congestionné	- teint pâle
- trouble du goût	- aime goûter

Terre - Rate, Pancréas, Estomac - Fin de l'été

Plénitude	Vide
- déteste le sucré	- recherche le sucré
- calmé par l'acide	- aggravé par l'acide
- se crée beaucoup de soucis	- insouciant
- salive beaucoup	- peu de salive
- déteste le jaune	- aime le jaune
- chair dure	- chair flasque
- aggravé en fin d'été	- amélioré en fin d'été
- ne supporte pas d'être assis	- veut toujours s'asseoir
- déteste le bœuf	- aime le bœuf
- n'aime pas le seigle	- adore le seigle
- déteste l'odeur douce	- aime l'odeur douce

- déteste le parfum	- aime le parfum
- craint l'humidité	- recherche l'humidité
- lèvres herpétiques et gonflées	- lèvres décolorées
- troubles du toucher	- aime toucher

Métal - Poumon, Gros Intestin - Automne

Plénitude	Vide
- déteste le piquant	- adore le piquant
- calmé par l'acide	- aggravé par l'acide
- pleure beaucoup	- pleure peu
- crache beaucoup	- crache peu
- déteste le blanc	- recherche le blanc
- beaucoup d'énergie	- peu d'énergie
- aggravé en automne	- amélioré en automne
- n'aime pas être couché	- reste facilement couché
- déteste la viande de cheval	- aime la viande de cheval
- déteste le riz	- aime le riz
- déteste l'odeur de pourri	- aime l'odeur de pourri
- déteste la sécheresse	- recherche la sécheresse
- forte pilosité	- peu de poils
- troubles de l'odorat	- aime sentir

Eau - Rein, Vessie - Hiver

Plénitude	Vide
- déteste le salé	- recherche le salé
- calmé par l'amer	- aggravé par l'amer
- très peureux	- téméraire
- urine beaucoup	- urine peu
- déteste le noir, le marine	- aime le noir, le marine
- aggravé en hiver	- amélioré en hiver
- n'aime pas être debout	- reste souvent debout

- déteste le porc
- déteste les haricots
- déteste l'odeur putride
- craint le froid
- abondante chevelure
- troubles de l'ouïe

- aime le porc
- aime les haricots
- aime la saveur putride
- recherche le froid
- calvitie
- aime tendre l'oreille

4) Froid / Chaud

Cette notion touche surtout la circulation sanguine dans l'organisme car c'est elle qui assure la thermorégulation du corps.

Les syndromes du froid sont :
- extrémités froides
- extrémités bleuâtres
- abdomen froid avec douleurs soulagées par la chaleur
- crainte du froid et recherche de chaleur
- cycles menstruels irréguliers, dysménorrhées
- règles sombres avec présence de caillots possible
- langue pâle
- visage au teint pâle
- étourdissements, vertiges
- pouls lent et rugueux.

La maladie du froid est due soit à la présence d'une énergie perverse externe telle que le vent, le froid, l'humidité, soit à un état pathologique de vide de Qi ou de vide de Yang, ceci d'une manière locale ou générale, soit encore à une réaction à un facteur ayant provoqué le chaud interne.

Les syndromes du chaud sont :
- extrémités très chaudes et rouges
- yeux rouges et injectés de sang

- saignements de nez
- cycles menstruels courts, avec sang clair et fluide
- soif intense
- langue très rouge
- peau sèche et squameuse
- lèvres et ongles cyanosés
- gonflement des vaisseaux sanguins (varices par exemple)
- pouls rapide et glissant.

La maladie au chaud est due soit à la présence d'une énergie perverse externe comme la chaleur, la sécheresse, le vent, ou l'humidité, soit à la réaction à un facteur externe ou interne ayant provoqué un froid interne.

L'état psychologique du patient

Après toutes ces observations plus ou moins physiques, il nous faut pour compléter le tableau clinique étudier l'état psychologique du patient. Car la M.T.C. étant une médecine énergétique donc globaliste, on ne peut séparer le corps de l'esprit.

La M.T.C. divise l'esprit en cinq composants dont chacun correspond à un des cinq éléments donc à un des cinq organes.

1) Le Shen

Correspond au Feu-Cœur.

C'est l'intelligence, le conscient.

C'est le directeur de la conscience, de la rapidité de compréhension et de réaction.

C'est le responsable de la noblesse de nos sentiments, de l'ouverture de l'esprit et du cœur, de l'amour du prochain.

Son état pathologique reflète une émotivité excessive, une trop grande vulnérabilité au stress. Il provoque des troubles du sommeil, des angoisses (nocturnes principalement) et des palpitations cardiaques.

Pour équilibrer le Shen, il faut suivre les lois de la nature et se conformer aux rythmes biologiques universels jour/nuit, saisons, Yin/Yang, etc.). Il faut équilibrer l'énergie dans le méridien Cœur et le Yin/Yang de l'organe cœur. Le point principal de l'équilibre du Shen est le Shen Men, porte de l'esprit (7C).

2) Le Yi

Correspond à la Terre-Rate. C'est le centre de la réflexion, de la pensée.

C'est le grand régulateur du Shen.

C'est la pensée, la raison, la mémoire.

Il est l'animateur de la mémoire du passé, de la cogitation des idées.

Il est le responsable de l'énergie mentale stabilisante : « tact et mesure ».

Son état pathologique entraîne des ruminations excessives des idées, un état dépressif, des idées obsessionnelles, des anxiétés (surtout diurnes), des pertes de mémoire.

Pour équilibrer le Yi il faut équilibrer l'alimentation, assurer la bonne circulation du Qi dans le méridien Rate-Pancréas et du sang au niveau de l'intestin grêle (assimilation de l'énergie alimentaire). Le point principal de traitement du Yi est Ti Tsi, Machine Terrestre (8RP).

3) Le Po

Correspond au Métal-Poumon. Il représente l'inconscient et le subconscient.

Il régit la vie instinctive et végétative.

Son état pathologique reflète un blocage ou un refoulement psychologique ancien qui se signale par des signes pathologiques tels que l'asthme, l'eczéma, l'urticaire, l'herpès etc.

Il convient dans ce cas d'équilibrer le couple Poumon-Gros Intestin. Les points principaux de traitement seront donc les points Lo respectifs de ces deux méridiens, Lie Tsue, Défilé de Brèche (7P) et Pienn Li, Parcours Latéral (6GI).

4) Le Zhe

Correspond à l'Eau-Rein.

C'est l'énergie mentale liée à la force de caractère (avoir les reins solides).

C'est la volonté, l'esprit de décision.

Son état pathologique entraîne des inquiétudes, la peur, le manque de volonté, le manque d'intérêt, des idées de persécution, la paranoïa, l'absence de désir.

Pour traiter la pathologie de Zhe, il faut équilibrer l'énergie du Rein. Le point important est le Choei Tsiuann, Source de l'Eau (5R), le point de la volonté.

5) Le Hun

Correspond au Bois-Foie.

L'appellation chinoise de Hun désigne « l'âme spirituelle ».

C'est l'intuition, la perception, l'imagination.

Hun règle la communication avec les autres, les rêves durant le sommeil.

Son état pathologique provoque des troubles du sommeil avec des cauchemars, un manque de tonus, des états spasmophiliques, des troubles de la personnalité tels que névroses, schizophrénie, hystérie etc.

Il faut veiller à la bonne circulation du Qi dans le méridien Foie et à la bonne circulation du sang afin qu'il puisse être épuré par le foie organe. Le point principal de traitement du Hun est Trae Tchrong, Très Grand Carrefour (3F).

Après toutes ces observations, le praticien est en mesure de dresser un tableau GLOBAL de l'état de santé du malade. Il est alors à même de savoir où se trouvent les déséquilibres et les origines de la maladie. Il peut donc en toute connaissance de cause établir le plan de traitement et savoir quels types de massages il va employer et à quels endroits.

Son rôle sera donc de disperser l'énergie là où elle est en excès, de la tonifier là où elle manque, en la prenant là pour l'amener ici en suivant les trajets énergétiques, en provoquant de la chaleur là où c'est froid et en rafraîchissant là où c'est trop chaud, en aidant le sang à circuler là où il est bloqué, etc, etc.

Il nous reste maintenant à nous engager sur les chemins merveilleux du TUINA.

Mais auparavant j'aimerais clore ce chapitre en citant le chapitre 81 du *Nei King Su Wen* qui traite de « L'essentiel » :

« Huang Ti étant dans le Ming Tang (salle cosmique), Lei Kong lui dit : j'ai reçu l'enseignement des livres, je connais les symptômes, le Yin-Yang, les cautérisations, les aiguilles, les infusions, les extraits qui servent à guérir, mais chacun a sa méthode, différente des autres, et prétend qu'elle est parfaite.

Or je crois qu'il faut connaître le sec et l'humide, le froid et le chaud, les cycles Yin-Yang, questionner le malade, distinguer le vil du noble, étudier l'aspect extérieur, les différents transits, et s'inspirer du Tao pour faire une synthèse de tout cela, en posant des questions selon un plan précis et non au hasard.

Que pensez-vous de cela ?

L'Empereur répondit : le plus grand bien ! »

Deuxième partie

Les différentes techniques de massage

De nos jours, il existe de nombreux outils ou appareils pour masser, type rouleaux de bois, boules en bois, plastique, jades... appareils électriques, etc., mais l'élément de base reste encore et restera toujours, je pense, cet outil qu'utilisaient déjà les Médecins Chinois il y a 5000 ans, la main.

La main est capable de toucher, de sentir l'énergie, les blocages, la chaleur ou le froid, c'est un outil extraordinaire de « communication » entre le soignant et le soigné qu'aucun appareil n'est près de remplacer.

Toutes les parties de la main sont utiles pour le massage depuis le bout des doigts jusqu'au poignet, en passant par l'ongle, la pulpe des doigts, les articulations phalangiennes, la paume, le dos de la main, etc.

Mais si la main reste le principal instrument de massage, il faut compter sur d'autres parties du corps telles que le coude, les pieds (eh oui !), les avant-bras, les poings fermés, etc.

Selon certains grands Maîtres de Médecine Traditionnelle Chinoise, il existe plus de 120 manœuvres différentes de massage. Ces manœuvres sont appelées Fa, chacune est bien définie selon sa durée, son amplitude d'application, sa direction, sa localisation, l'effet désiré et bien d'autres caractéristiques encore.

Le praticien, pour donner plus d'efficacité à son massage, doit se mettre en accord avec la personne qu'il masse, en coordonnant sa respiration (le souffle vital) avec celle du sujet qu'il masse. Il doit tenir compte également de la constitution physique du sujet ainsi que de sa sensibilité. Il est évident que l'intensité du massage ne sera pas la même sur un sujet maigre que chez une personne enveloppée, chez un adulte que chez un enfant.

Nous n'allons pas ici décrire les quelques 120 techniques de massage, mais nous attacher aux principales, celles qui sont utilisées le plus couramment en thérapeutique.

Les mouvements

Chaque technique utilise différentes sortes de mouvements :

pousser pour disperser l'énergie ;

frotter pour provoquer de la chaleur localement et faire venir l'énergie ;

pincer permet de débloquer localement un nœud énergétique ;

pétrir, malaxer a le même effet que le pincement mais sur une zone plus étendue ;

étirer pour faire circuler l'énergie le long d'un trajet donné, un méridien par exemple ;

vibrer disperse ;

soulever pour décoller des tissus qui adhèrent entre eux ;

percuter pour avoir une action en profondeur ;

secouer pour faire circuler l'énergie dans un ou plusieurs méridiens, s'emploie surtout sur les membres ;

rouler pour débloquer et mettre en circulation l'énergie ;

presser s'emploie surtout en mouvement vertical ou circulaire sur les points d'acupuncture.

En règle générale, il faut savoir que les mouvements lents tonifient, donc concentrent l'énergie, et qu'au contraire les mouvements rapides dispersent, donc enlèvent les blocages et remettent le Qi en mouvement.

Les techniques

Nous n'allons pas décrire ici les quelques 120 techniques de massage utilisées en Médecine Traditionnelle Chinoise, ce qui serait trop long et trop fastidieux à lire comme à apprendre, d'autant que nombre de ces techniques sont des variantes de celles couramment employées, variantes que souvent les personnes qui pratiquent régulièrement le massage chinois trouvent d'elles-mêmes au fur et à mesure de leurs propres besoins et de leur propre ressenti.

Nous allons nous contenter ici d'envisager les techniques de base qui sont les plus utiles pour le traitement courant par le Tuina. Il convient de bien travailler chacune de ces techniques en s'entraînant sur une personne proche, membre de sa famille ou ami par exemple, avant de pratiquer sur des personnes malades, ceci pour acquérir les bons gestes qui auront alors toute leur efficacité de traitement.

Certaines de ces techniques demandent un travail assidu pour en acquérir le geste juste et parfait. C'est dans la précision de ces gestes et leur bonne application que réside le bon résultat du traitement. La précision du geste appliqué est une qualité indispensable que le débutant en massage chinois doit à tout prix chercher à maîtriser pour l'obtention des effets désirés.

Les techniques de base

Le frottement circulaire en surface (MÖ FA)

Ce massage s'exécute avec la pulpe des doigts ou avec la paume, voire quelquefois avec toute la surface de la main. Cela consiste à faire des mouvements circulaires doux jusqu'à obtenir à la surface de la peau une sensation de chaleur locale. C'est un massage de préparation sur les zones à traiter qui peuvent être des zones très localisées ou au contraire des zones étendues. Ces zones peuvent être la peau, un muscle ou un groupe musculaire, une articulation, une zone douloureuse, tout ou partie d'un membre, le dos, la poitrine, le trajet d'un méridien.

Le but de MÖ FA est de faire circuler l'énergie du centre de la partie massée, là où l'énergie stagne, où elle est bloquée, vers la périphérie pour pouvoir ensuite par d'autres manœuvres la faire circuler, la disperser dans tout le corps en lui faisant emprunter le chemin voulu c'est-à-dire le trajet des méridiens.

Le frottement circulaire en profondeur (MÖ FU)

Cette technique est la même que la précédente mais s'applique sur l'abdomen pour masser un organe afin d'en régulariser la circulation du Qi, comme par exemple vider une vésicule biliaire engorgée par stagnation du Qi, apaiser une stagnation des aliments au niveau stomacal, régulariser le transit intestinal, régulariser un blocage de la rate, etc.

Les pressions verticales (AN FA)

Ces pressions verticales se font avec la pulpe des doigts principalement avec le majeur ou avec le pouce.

Elles se font en principe sur des points d'acupuncture. La force d'appui est fonction de la sensibilité (à la limite de la douleur) et des tissus sous-jacents, forte sur les masses musculaires, faible sur les surfaces où il n'y a que le plan osseux sous la peau.

Les mouvements vers le centre du corps sont tonifiants, les mouvements vers la périphérie sont dispersants.

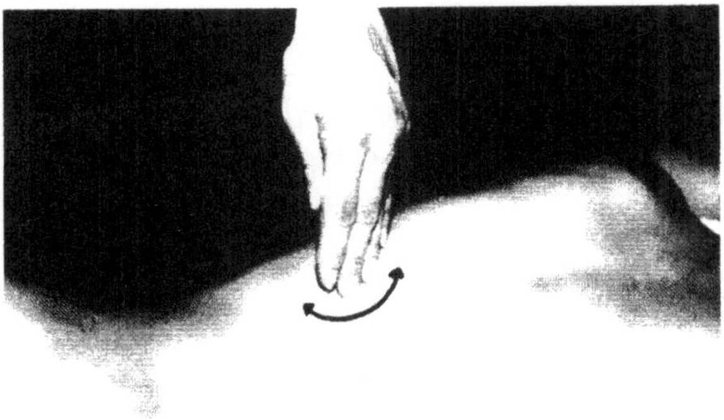

Le frottement circulaire en surface (MÖ FA)
et en profondeur (MÖ FU)

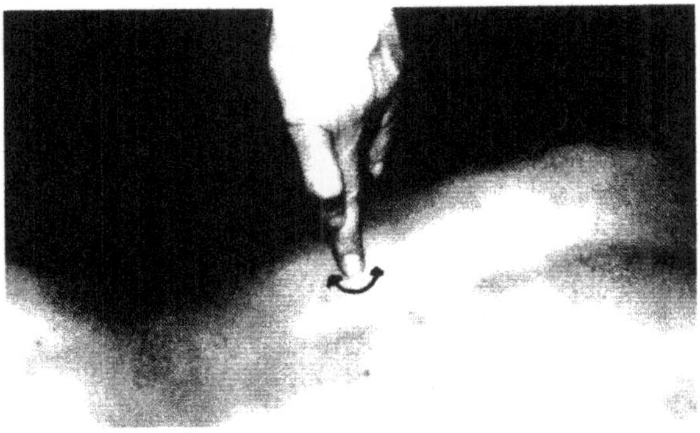

Les pressions verticales (AN FA)

Les mouvements circulaires sans frottement (LO FA)

Il s'agit de mouvements tournants appuyés exécutés avec la pulpe du majeur sur l'ongle duquel on appuie avec l'index pour donner plus de force.

LO FA peut également se pratiquer avec la racine de la paume de la main si la surface à traiter est plus étendue.

Tourner sans frotter avec pression verticale (AN LO FA)

C'est une combinaison de AN FA et de LO FA.

Pousser le long d'un trajet (TUI FA)

Ceci consiste à pousser l'énergie le long du trajet d'un méridien principal, merveilleux ou musculo-tendineux de façon à la disperser d'un endroit de blocage ou de stagnation vers une autre zone.

Ce mouvement s'exécute avec la pulpe des pouces, la racine de la paume ou encore les mains à plat, avec toujours une force constante d'appui.

Tirer le long d'un trajet

Semblable à TUI FA mais cette fois-ci en tirant l'énergie au lieu de la pousser.

Les mains ne sont plus à plat mais la paume est concave comme si on voulait prendre l'énergie par mouvement de ventouse.

Le but est alors d'attirer l'énergie de là où elle est en excès vers une zone où il en manque.

Saisir et soulever (NA FA)

Le pouce se place en opposition avec les autres doigts de façon à saisir la peau ou le muscle sous-jacent ou encore l'organe qui se trouve en dessous pour décoller les adhérences qui peuvent s'y trouver.

L'opération est renouvelée plusieurs fois jusqu'à obtention du décollement de façon que les différentes couches puissent glisser normalement l'une sur l'autre sans contrainte. Ce qui permet au Qi de passer librement pour nourrir la zone en question.

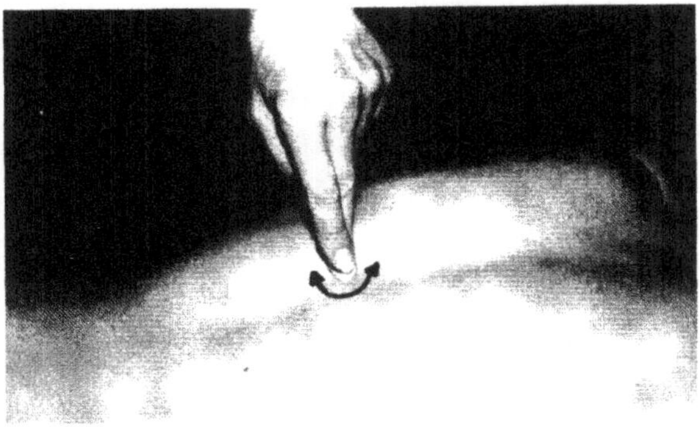

Les mouvements circulaires sans frottement (LO FA)
et Tourner sans frotter avec pression verticale (AN LO FA)

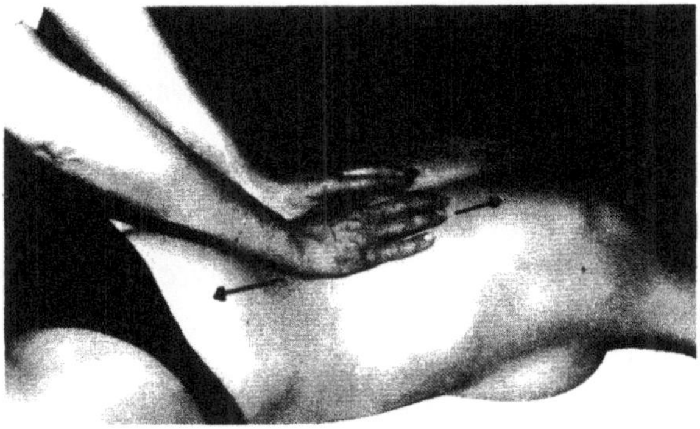

Pousser le long d'un trajet (TUI FA)
et Tirer le long d'un trajet

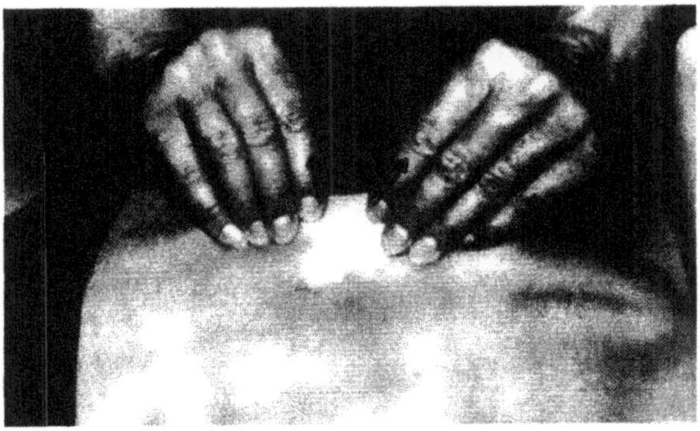

Saisir et soulever (NA FA)

Pincer rouler (Nie Ji)

Saisir un bourrelet de peau en le pinçant entre le pouce d'une part et l'index et le majeur d'autre part, en utilisant les deux mains ensemble et le faire rouler vers l'avant. De temps à autre il est possible de tirer ce bourrelet de chaque côté.

Cette technique s'emploie surtout le long de la colonne vertébrale en partant du sacrum (queue de tortue, Gui Wei) vers la base du crâne (coussins de jade).

Pression avec les doigts

Cette méthode consiste à presser avec les pouces, les doigts ou encore la paume de la main la zone à traiter tout en déplaçant doucement les mains.

L'effet est d'activer la circulation locale et d'activer le déplacement du Qi.

Il faut exercer la pression adéquate avant de faire le mouvement de déplacement.

Le pincement lâché

Cette manœuvre consiste à pincer avec le pouce et l'index la peau, un muscle ou un tendon puis de relâcher rapidement, comme si l'on pinçait une corde de guitare.

Elle permet de diminuer les adhérences des tissus et ainsi de remettre en circulation le Qi qui s'y trouve bloqué.

La percussion

Consiste à placer le bout d'un doigt sur la zone à traiter et à frapper verticalement.

L'effet est le même que pour le pincé lâché, mais plus superficiel et agit sur des points plus précis.

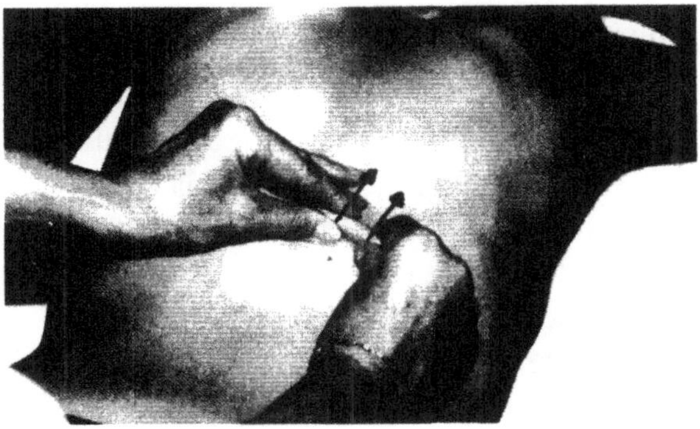

Pincer rouler (Nie Ji)

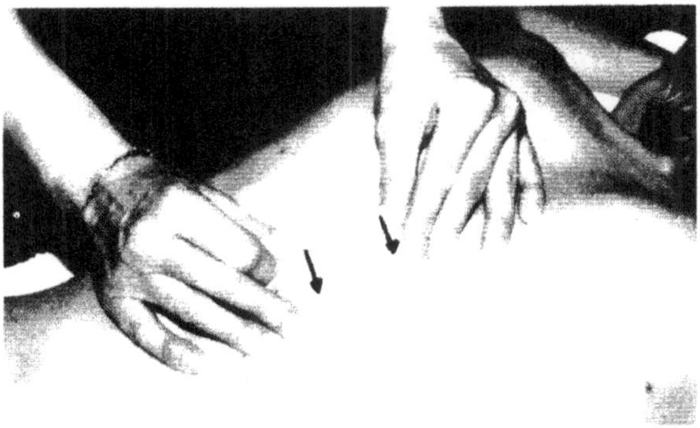

Pression avec les doigts

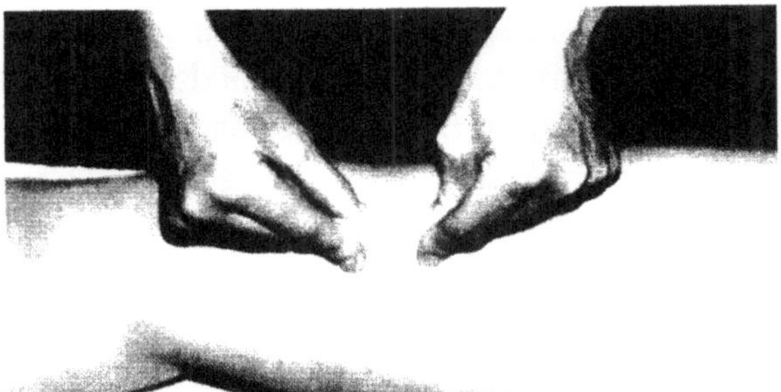

Le pincement lâché

Le roulement

Le roulement consiste à appliquer le dos de la main sur la partie du corps à traiter en tournant le poignet et l'avant-bras dans un mouvement de va-et-vient continu. Ce sont surtout les articulations métacarpo-phalangiennes (parties saillantes qui se trouvent à la base des doigts sur le dos de la main) qui sont en contact avec le patient. Si l'on désire avoir un effet plus précis, sur un point d'acupuncture par exemple, on utilisera seulement l'articulation métacarpo-phalangienne de l'auriculaire.

Cette manœuvre accélère la circulation sanguine, détend les muscles et les tendons et tonifie ou disperse l'énergie selon la vitesse d'exécution (voir au paragraphe des mouvements). La pression doit être constante et le mouvement régulier. C'est une technique très employée dans le massage chinois, mais l'une des plus difficiles à maîtriser correctement. Pour que le praticien ne fatigue pas au cours de son exécution cette manœuvre doit s'effectuer le bras étendu, sans trop de tensions musculaires mais sans trop de relâchement non plus, donc dans un équilibre Yin/Yang correct.

Le martèlement

Le praticien pose une main à plat sur le patient et martèle avec le poing de l'autre main sur le dos de celle-ci. Le patient ressent alors des vibrations qui dégagent le Qi. Le martèlement doit être régulier et naturel.

Cette technique s'emploie surtout au-dessus des organes creux comme sur les côtes par exemple pour traiter le Qi des poumons ou encore sur le ventre pour traiter les intestins.

On peut également utiliser cette méthode dans un but diagnostique pour juger d'un blocage ou non d'un organe creux. Dans ce cas on martèle le dos des doigts de la main posée à plat avec la pulpe d'un ou plusieurs doigts de l'autre main pour écouter la sonorité du bruit engendré. Plus la sonorité est mate plus il y a risque de blocage, au contraire plus elle est creuse plus le Qi circule bien. En testant ainsi le trajet d'un organe (gros intestin par exemple) on peut savoir à quel niveau se situe le blocage et ainsi agir en conséquence.

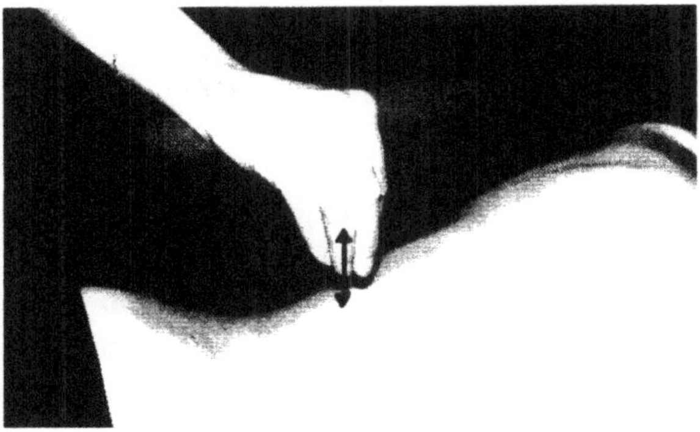

La percussion

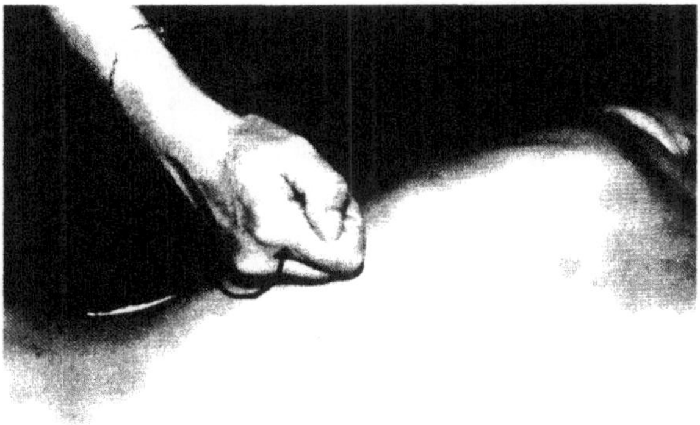

Le roulement

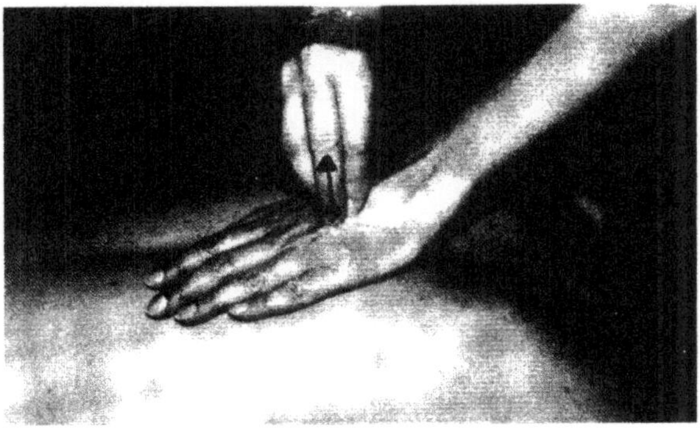

Le martèlement

Le tambourinage

Cette technique, comme son nom l'indique, consiste à tambouriner la partie malade en employant les doigts, la paume des mains ou les poings selon la stimulation désirée.

Cette technique est une technique vigoureuse, aussi il faut prendre garde à ne pas traumatiser le patient par des mouvements trop brusques, elle nécessite de la part du praticien une grande maîtrise de sa force donc de son Qi (d'où la nécessité de la pratique du Qi-Gong au préalable de la part de celui qui veut traiter correctement par la Médecine Traditionnelle Chinoise).

Le tambourinage doit être régulier, contrôlé en permanence dans son intensité, elle-même régulière et non traumatisante. Il s'effectue avec une seule main ou avec l'alternance des deux mains.

Le tambourinage peut s'effectuer de différentes manières : avec le poing fermé, avec la paume de la main légèrement creuse (comme une ventouse), ou avec le bord cubital des doigts, ceux-ci étant légèrement écartés, avec la base de la paume, avec le dos de la main.

Le pétrissage

Consiste à pétrir une région de peau ou d'un muscle entre le pouce et l'index ou plusieurs autres doigts.

Cette technique permet de drainer un méridien ou un point d'acupuncture, de débloquer l'énergie localement et de faire disparaître les adhérences entre les différentes couches de tissus depuis la surface jusqu'à la profondeur.

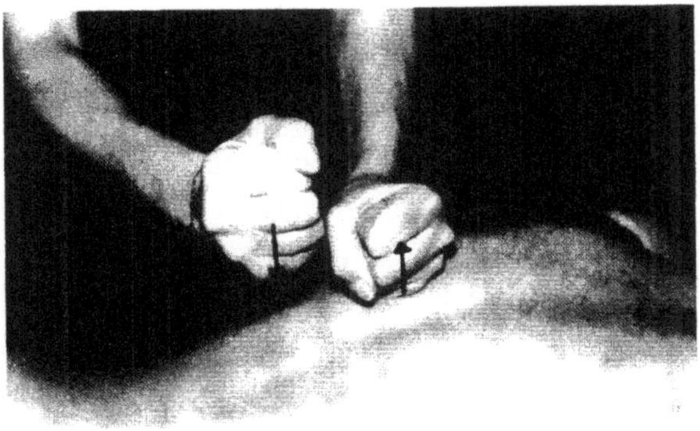

Le tambourinage poings fermés

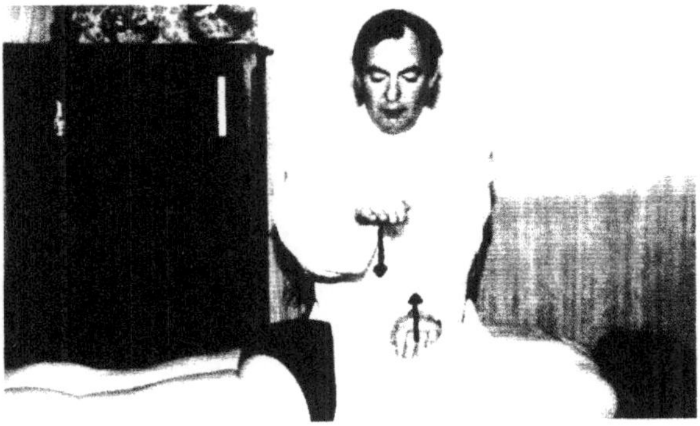

Le tambourinage mains en ventouses

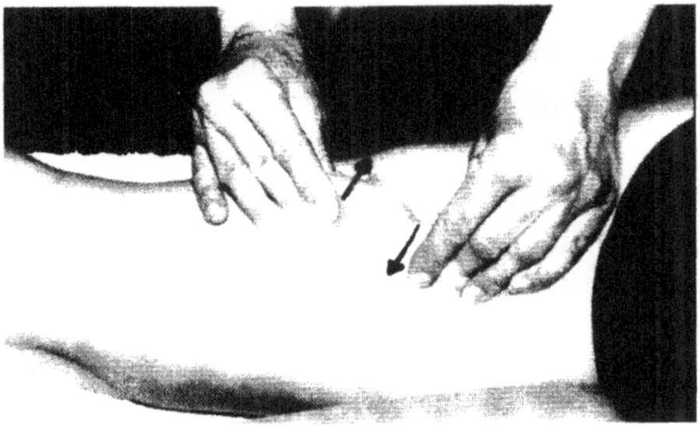

Le pétrissage

La pression avec les mains

Il s'agit d'exercer une pression plus ou moins forte sur une certaine partie du corps.

Cette pression doit être perpendiculaire à la surface à traiter, elle doit être ferme et continue pour avoir un effet pénétrant. Cette pression peut être répétée plusieurs fois jusqu'à l'obtention c'est-à-dire la décontraction de la zone soignée. Entre chaque série de pression, le praticien peut employer une autre technique comme le pétrissage ou le frottement circulaire en fonction de l'effet désiré.

La pression peut être faite avec la base de la paume, le praticien presse la base de la paume d'une main et peut renforcer cette pression avec l'autre main. Elle peut s'exécuter également avec le coude fléchi sur des zones musculaires épaisses, les fesses ou les cuisses par exemple. Quelquefois le praticien peut presser avec ses pieds pour avoir une action en force, mais cet usage doit être bien contrôlé pour ne pas risquer un traumatisme important sur le patient.

La technique de pression doit être évitée chez les personnes âgées, chez les personnes présentant un système osseux fragile et chez les enfants en bas âge.

La compression

Consiste à serrer la zone à soigner entre les deux mains ou entre deux doigts. Surtout employée sur les articulations ou sur des zones tégumentaires malades telles que les kystes tendineux par exemple.

La friction

Frictionner un membre ou une articulation entre les deux mains. Apporte détente et meilleure circulation du sang sur la partie traitée.

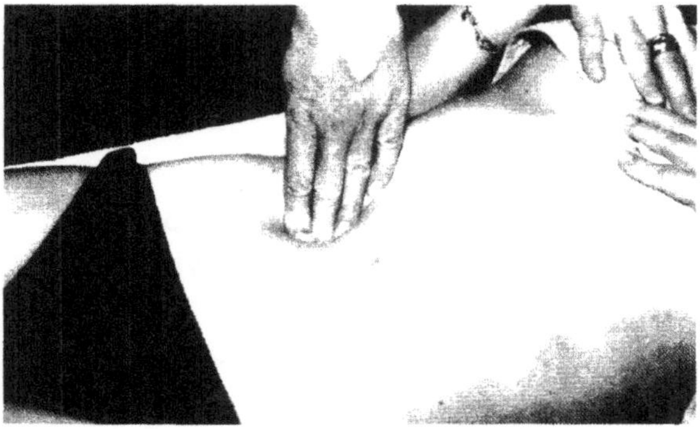

La pression avec les mains

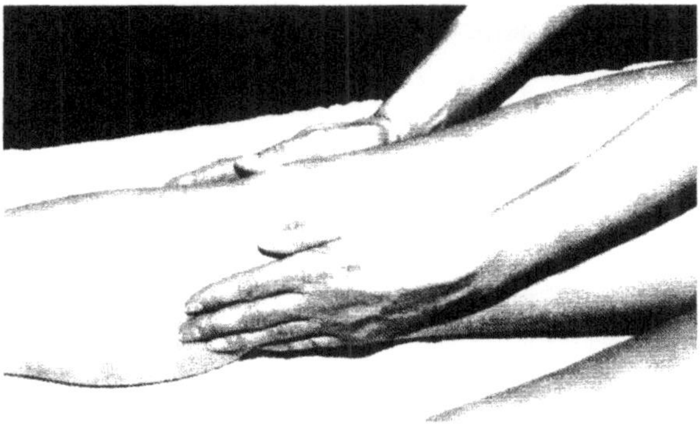

La compression

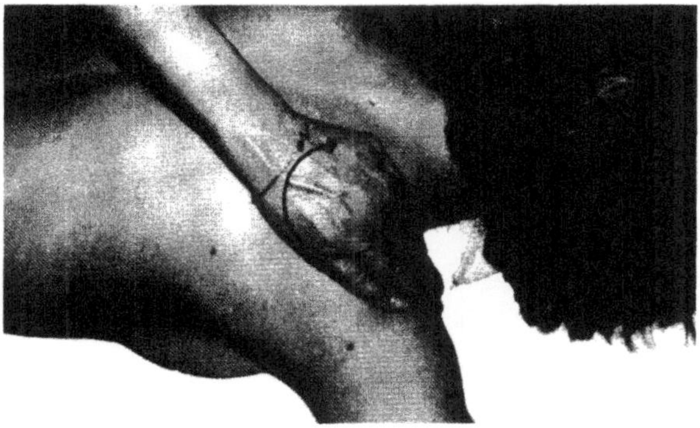

La friction

Outre ces méthodes de massages, existent des manipulations permettant une meilleure circulation de l'énergie telles que :

étirements des membres, flexions, extensions des articulations, secouements des membres, torsions, rotations des membres et du rachis, mais ces manœuvres demandent une grande connaissance du système ostéo-articulaire pour ne pas le léser, et donc sortent du champ d'application décrit dans cet ouvrage.

Il existe également des manœuvres semblables aux manœuvres ostéopathiques ; eh oui ! les Chinois employaient déjà l'ostéopathie il y a près de 5000 ans ! Mais celles-ci sortent également du cadre de ce livre.

Troisième partie

Le traitement

« L'Empereur : Comment traiter d'une manière générale ?

Tch'i Pai : On touche un Tsang par son Yu, un Fou par son Mo et les enflures fluctuantes par les Tching. »

Cet extrait du *Nei King Sou Wen* résume pratiquement à lui seul l'art du massage.

Car les bases principales du Massage Traditionnel Chinois vont consister à traiter avant tout les points YU pour équilibrer les organes (Tsang), les points Mo pour équilibrer les viscères (Fou) et enfin à masser les méridiens (Tching) pour faire circuler l'énergie.

Au chapitre 15 du même *Nei King*, chapitre dont le titre est « une précieuse méthode », on peut lire :

« L'Empereur Houang Ti : Je sais qu'il faut tenir compte de la gravité et de la fréquence de la maladie pour en aborder le traitement, mais comment employer cette règle ?

Tch'i Pai : Tenir compte de la gravité de la maladie, c'est distinguer entre maladies bénignes et graves. Quant à la fréquence, il s'agit de maladies rares ou courantes. Dans une maladie rare, appliquer le Tao est la seule façon d'intervenir. Mais, de toute manière, teint et pouls changent, que la maladie soit bénigne ou grave, rare ou courante, car il n'y a qu'un Tao.

Si l'énergie, en parcourant ses circuits, ne revient pas à son point de départ, ou si elle y revient pour n'en point repartir, il s'agit d'un dérèglement. On obtiendra de bons résultats en mettant en œuvre un procédé de régulation appelé Yu Pan, ou plus vulgairement Yu Qi. »

Ceci nous met en garde, car il faut bien savoir à quel type de maladie nous avons affaire, il est bien évident que Tuina, bien que donnant de très bons résultats, n'est pas une panacée universelle et que dans le cas de maladies graves un traitement médical est nécessaire. La M.T.C. bien que plus que tri-millénaire n'est pas une médecine qui se pratique aujourd'hui comme elle se pratiquait il y a trois mille ans. Elle a bien sûr gardé son caractère traditionnel de base, mais elle tient compte du résultat des recherches modernes. L'usage des antibiotiques par exemple est pratiqué en Chine, mais dans les cas vraiment nécessaires, et non pas à tout vent comme en médecine occidentale. La cortisone fait partie de l'arsenal thérapeutique des hôpitaux chinois, mais seulement lorsque nécessaire et quand les moyens thérapeutiques traditionnels ont échoué. Nous pourrions également citer la chimiothérapie ou autres thérapies lourdes qui se pratiquent en Chine.

Mais même en cas de traitement par les moyens modernes de la médecine, Tuina, acupuncture, Qi-Gong, etc., sont employés pour équilibrer les énergies corporelles. Il existe par exemple en Chine des centres spécialisés où l'on traite par le Qi-Gong et la M.T.C. certains types de cancer comme par exemple le cancer du poumon, ceci en complément du traitement classique moderne.

Quant au procédé Yu Qi mentionné par le *Nei King*, il s'agit de l'étude du teint du patient dont nous avons déjà parlé dans le chapitre consacré au diagnostic. Il est évident que le teint du patient doit devenir normal au fur et à mesure du traitement par Tuina sinon il faut envisager un autre type de traitement. De même si le teint est d'emblée cadavérique, cela relève d'une thérapie autre que Tuina.

Ceci pour dire qu'il faut être réaliste dans l'approche du malade et de sa maladie et ne pas vouloir faire de miracles par le Tuina là où de toute évidence les résultats seront nuls ou quasi nuls.

Toutefois, Tuina peut être une aide importante dans certains cas où des thérapies lourdes sont mises en œuvre. Je pense par exemple à certaines personnes qui suivent une chimiothérapie, que l'on peut aider dans ce genre de traitement souvent difficile justement à supporter. En effet ce genre de traitement bien que nécessaire est souvent cause de perturbations énergétiques supplémentaires à celles induites par la maladie elle-même, et le Massage Traditionnel aide à régler ces déséquilibres complétant ainsi favorablement le traitement.

Je rêve du jour où comme en Chine, la médecine classique travaillera main dans la main avec la médecine traditionnelle pour le bien-être du malade plutôt que de lui faire la guerre en rejetant délibérément ce que la tradition nous a apporté de sagesse et de bon sens. Puis-je ne pas rêver trop longtemps... Tel est mon vœu le plus cher, voir ce rêve devenir réalité.

A ce propos il faut mettre les choses au point. En effet un grand nombre de personnes parlent de médecine traditionnelle en parlant de la médecine classique, la médecine allopathique de nos jours. Or la Médecine Traditionnelle est celle qui nous vient de la tradition, donc la médecine des Anciens, la médecine naturelle.

Après ces quelques mises au point, nous allons aborder le traitement par le Tuina.

Dans ce chapitre, nous allons parler des auto-massages que chacun peut pratiquer régulièrement chez lui pour entretenir sa santé ou pour soigner certaines affections bénignes de tous les jours. Nous aborderons également la technique générale de base du Tuina, cette technique de base est celle qui consiste en un massage général externe du corps qui est souvent pratiqué à la première séance car elle sert aussi en quelque sorte de diagnostic. Nous étudierons ensuite les techniques de massage interne ou tout au moins celles facilement réalisables car certaines d'entre elles nécessitent des connaissances médicales et anatomiques que nous ne pouvons pas aborder dans cet ouvrage. Enfin nous décrirons, dans une sorte d'index thérapeutique, les massages spécifiques pour traiter les affections les plus courantes, sachant toutefois que ces massages de base doivent être adaptés à chacun en fonction de la cause du déséquilibre énergétique de la personne et de ce déséquilibre lui-même qui peut varier d'une personne à l'autre, en fonction des observations préalablement effectuées (voir chapitre précédent). Il est évident que les indications thérapeutiques ne sont que des indications générales car la maladie bien que portant le même nom est différente selon les individus, selon les saisons, selon l'ancienneté, etc. Une adaptation personnalisée est donc nécessaire.

Dans la mesure du possible nous décrirons également quelques exercices simples de Qi-Gong qui sont complémentaires pour traiter certaines affections. Ces exercices sont à pratiquer quotidiennement par le patient lui-même en complément du Tuina pour renforcer son équilibre énergétique. Les exercices ici proposés ne remplacent en aucun cas des séances complètes de Qi-Gong, nous laissons les lecteurs intéressés par le Qi-Gong consulter les ouvrages spécialisés en ce domaine.[1]

1. Nous conseillons la lecture de l'ouvrage de Maître Liu Dong: *L'ABC du Qi-Gong* aux éditions J. Grancher.

Chapitre I

Les auto-massages

Les auto-massages sont des massages que l'on peut effectuer chaque jour pour stimuler les cinq organes et leurs viscères correspondants afin de les nourrir en énergie pour entretenir la santé et bien se porter. De préférence, il faut exécuter ces auto-massages le matin pour relancer le Qi dans le corps, ainsi toute la journée celui-ci reçoit le Qi nécessaire à son bon fonctionnement pour nous permettre d'exécuter nos activités quotidiennes avec une moindre fatigue.

Il est possible de refaire tout ou partie de ces auto-massages dans le courant de la journée si cela s'avère nécessaire pour dissiper la fatigue. Il est recommandé par exemple de faire les massages qui calment l'esprit avant un rendez-vous important afin de dissiper la nervosité et d'aborder ce rendez-vous dans un état de calme. Un autre exemple est de stimuler l'estomac, la rate et le foie après un gros repas afin de faciliter la digestion.

En cas de périodes où vous souffrez de petits maux, il est aussi possible de répéter à plusieurs reprises dans la journée des auto-massages pour aider l'organisme à se défendre contre la maladie, en cas de rhume par exemple répétez régulièrement dans la journée le massage qui nourrit les poumons. En cas de nervosité et de stress, faites l'auto-massage qui calme l'esprit et le cœur.

De même si vous avez une tâche importante à accomplir et qui risque de vous fatiguer, faites l'un de ces auto-massages juste avant pour que votre organisme soit plein d'énergie et que la fatigue se fasse moins sentir.

Si vous exécutez un auto-massage après 17h, il est bon d'exécuter un massage doux, car après cette heure, l'énergie diminue pour préparer le sommeil, aussi il ne faut pas trop stimuler celle-ci sous peine de ne pas pouvoir dormir.

Si vous prenez l'habitude de pratiquer l'auto-massage, cela deviendra une habitude instinctive retrouvée et un automatisme. Dès que votre organisme en sentira le besoin, vous exécuterez le geste adéquat pour relancer l'énergie là où elle manque. Car l'auto-massage fait partie des instincts que nous avons plus ou moins perdus. Regardez par exemple une personne qui fatigue des yeux à la suite d'un travail qui nécessite la participation active du regard, elle va se masser instinctivement la racine du nez, là où se trouve justement un point énergétique de la vue. Autre exemple, il est courant de se frotter vivement les mains avant de faire un travail manuel de force, or c'est au milieu de la paume des mains que se situe le point Lao Gong nommé le Palais du Travail, point qui va donner l'énergie pour exécuter ce travail manuel. Nous pouvons même aller plus loin, n'avez-vous jamais vu un travailleur de force cracher dans ses mains puis se les frotter avant son travail ? Que fait-il ? Il stimule le Palais du Travail, mais humidifie ce point qui risque sans cela de s'échauffer. N'avez-vous jamais vu quelqu'un se pincer le nez après avoir éternué ? Mais oui, cette personne fortifie sans le savoir le Qi de ses poumons. Nous pourrions multiplier ainsi ces exemples. Je vous propose dans cet ouvrage deux auto-massages qui sont les plus répandus en Chine. Il vous est possible de les moduler en fonction de vos propres besoins.

Auto-massage n°1 pour garder la santé

A faire le matin debout, ou assis en tailleur, ou en lotus.

- Frotter les mains pour les chauffer afin d'y accumuler le Qi (chaleur = énergie).
- Frotter le visage vigoureusement, ceci calme l'esprit et harmonise le cœur.

- Frotter les mains.
- Masser le cuir chevelu avec les doigts en forme de peigne, du front vers l'arrière, plusieurs fois, ceci calme également l'esprit et le cœur.

- Frotter les mains.
- Masser le front plusieurs fois en commençant par la main gauche et terminant par la main droite — stimule l'esprit et nourrit le cœur, chasse les mauvaises pensées.

- Frotter les mains.
- Chauffer les yeux puis masser les doucement — nourrit le foie.

- Frotter les mains.
- Masser vigoureusement le nez avec la base des pouces — dégage les voies respiratoires et nourrit les poumons, car le nez est la fenêtre des poumons.

- Frotter les mains.
- Masser les oreilles — éveille l'audition et nourrit les reins, car les oreilles sont les fenêtres des reins. Les reins correspondent à l'élément eau, à la couleur noire ou bleu marine foncé comme la mer, or les oreilles sont comme des coquillages. Mettez vos mains sur vos oreilles en appuyant fortement et vous entendrez la mer.

- Frotter les mains.

- Masser la base de l'occiput (coussin de jade) vigoureusement avec les deux mains (base du crâne) — fait circuler l'énergie dans la tête et ouvre la voie du Qi entre la tête et le corps.

- Frotter les mains.

- Poser les pouces sur les articulations de la mâchoire.

- Poser la main gauche sur la lèvre supérieure, la droite sous la lèvre inférieure et frotter latéralement 9 fois.

- Inverser les mains et recommencer 9 fois — nourrit la rate (1).

- Frotter les mains.

- Porter la main droite sur l'épaule gauche en tournant la tête à droite et frotter en descendant jusqu'au thorax à droite.

- Puis faire la même chose avec la main gauche sur l'épaule droite ; recommencer ce cycle plusieurs fois — fait circuler l'énergie de gauche à droite et de droite à gauche (2).

- Frotter les mains.

- Avec les doigts de la main droite, taper le creux de la clavicule gauche (méridien poumon) et en même temps avec les doigts de la main gauche, taper le côté des côtes à droite (méridien foie), puis inverser. Ensuite, même chose, mais en frottant (3).

- Frotter les mains.

- Masser le Dan Tian avec les mains à plat — stimule l'énergie essentielle.

- Frotter les mains.

- Frotter les reins avec les poings fermés — stimule l'énergie vitale.

- Masser les méridiens des membres supérieurs en massant l'extérieur du poignet à l'épaule et en descendant de l'épaule à la main à l'intérieur — plusieurs fois à gauche, puis plusieurs fois à droite (de plus en plus vite)

- Masser les méridiens des membres inférieurs en partant de la plante du pied vers le bassin à l'intérieur et en redescendant sur l'extérieur, simultanément à gauche et à droite (de plus en plus vite).

Ces massages des méridiens accélèrent la distribution des énergies dans ceux-ci.

- Mettre le pouce au point Lao Gong (Palais du travail) au centre de la paume des mains. Fermer les poings pour garder l'énergie et se concentrer quelques instants en se détendant pour calmer l'esprit (état de Wou Wei — non agir — non penser).

Auto massage n°2

Position assise en tailleur, bien se détendre. Les femmes placent la jambe droite à l'extérieur, les hommes la jambe gauche. Les mains sont posées sur les genoux. Se tenir bien droit.

Se frotter les mains pour les réchauffer (chaleur = énergie).

Pincer les doigts

Pincez les doigts de la main gauche entre le majeur et l'index de la main droite, dans l'ordre suivant : index, annulaire, auriculaire, majeur, pouce ; 3 fois, 6 fois ou 9 fois. Puis recommencez en inversant les mains. Ceci fait circuler le Qi dans les méridiens correspondants et calme le cœur et l'esprit.

Masser le méridien de la vésicule biliaire

Massez le point Tai Yang, situé à 2 travers de doigt en dehors des sourcils, 9 fois vers l'arrière. Massez le point Shu Aigu, situé à 2 travers de doigts au dessus du sommet de l'oreille, 9 fois vers l'arrière. Massez le point Feng Chi, situé dans les creux derrière les oreilles, 9 fois vers l'arrière. Ceci disperse la chaleur humide et calme la nervosité, l'anxiété, la migraine et l'insomnie dues à l'excès de feu au foie.

Renforcer les reins

- Frappez le tambour céleste : avec la paume des mains, pliez les pavillons des oreilles vers l'avant, les doigts posés sur l'occiput. Placez les index sur les majeurs et faites des mouvements de pichenette de façon que les index frappent le crâne qui résonne alors comme un tambour (9 fois). Ceci calme l'esprit et renforce les reins.

- Faites pénétrer le vent dans les oreilles : les mains écartées de chaque côté de la tête se rapprochent des oreilles en faisant pénétrer le Qi de l'univers dans les oreilles, bien appliquer les mains sur les oreilles en appuyant fermement pour les boucher. Ensuite décoller les mains des oreilles d'une manière brusque. Recommencez ce mouvement 9 fois.

- Pincez les oreilles: prenez le pavillon des oreilles entre l'index plié sur le devant avant et le pouce placé à l'arrière, massez ainsi les oreilles de haut en bas jusqu'à ce qu'elles soient très chaudes.

Les oreilles sont les organes des sens qui sont en relation avec les reins, ainsi en massant les oreilles, on stimule la fonction des reins.

Nourrir le foie

- Le dragon pointe le phénix: le majeur gauche masse la tempe gauche, le majeur droit masse, à droite, le point Jing Ming (1V) à l'angle interne de l'oeil, 9 fois vers l'arrière. Recommencez en changeant de main.

- Deux dragons tournent autour des perles (les yeux): les pouces sont placés sur les tempes; les index, placés en rond autour des yeux comme pour former des lunettes, massent le pourtour de ceux-ci en haut et en bas en tournant 9 fois.

- La pie monte sur les sourcils: massez le point Zan Zhu, situé entre le sourcils, avec les deux index tournant vers l'extérieur.

Les yeux sont les organes des sens en rapport avec le foie.

Humidifier les poumons

- L'âne fait tourner le moulin: des sourcils, les doigts remontent jusqu'au Bai Hui au sommet du crâne; le majeur droit reste pointé sur le Bai Hui tandis que les doigts de la main gauche tapotent le crâne tout autour, 9 fois. Changez de main et recommencez 9 fois. Ceci vivifie l'esprit.

Les majeurs descendent ensuite à l'arrière jusqu'au point Ya Men (15 VG) à l'arrière du crâne. Les majeurs appuient fortement tandis que vous renversez la tête en arrière pour regarder le ciel et que vous la rabaissez 9 fois.

Ensuite le majeur droit reste là tandis que le majeur gauche se place à la base du nez et masse cette zone 9 fois vers la gauche. Puis changez de mains et massez 9 fois vers la droite.

- Réglez la circulation du Qi : placer les pouces de chaque côté du nez et le masser jusqu'à ce qu'il soit chaud.

A faire le matin debout ou assis en tailleur ou en lotus.

Le nez est l'organe des sens en rapport avec les poumons.

Harmoniser la rate

- Nettoyez la rate et l'estomac : les pouces sont placés sur l'articulation de la mâchoire, l'index gauche au-dessus de la lèvre supérieure, l'index droit au dessous de la lèvre inférieure. Par un mouvement de va et vient, massez les lèvres. Puis changez de main et recommencez.

La bouche et les lèvres sont en rapport avec la rate et l'estomac, ce massage a donc une action sur la digestion.

Nourrir le cœur

- Le dragon rouge saute dans l'eau : reposez les mains sur les genoux et faites claquer 9 fois la langue dans la bouche en faisant également claquer les incisives. La bouche se remplit alors de salive, avalez-la en la faisant descendre mentalement au Dan Tian.

La langue correspond au cœur, cet exercice calme le cœur et l'esprit et élimine le feu trop abondant au cœur, les dents correspondent aux reins (eau), en claquant les dents on étend le feu du cœur avec l'eau des reins.

Faire circuler le Qi dans les méridiens pour nourrir le corps

Relevez-vous doucement en balançant le corps, tapotez le Dan Tian, puis le trajet du méridien de la ceinture pour arriver au Ming Men (reins), que vous tapez énergiquement, puis continuez en descendant sur les fesses puis sur le bord externe de jambes, en remontant sur le bord interne pour revenir au Dan Tian, remontez ensuite le méridien conception sur l'avant du corps, descendez sur la face interne du bras gauche, remontez par la face externe, faites de même au bras droit, revenez au Dan Tian et recommencez 3 fois.

Frottez-vous les mains, massez-vous le visage calmement, placez les pouces au Lao Gong (Palais du travail) au centre de la paume des mains, fermez ainsi les poings pour garder la bonne énergie et restez quelques instants avec les bras le long du corps sans penser à rien.

Cet auto-massage s'effectue principalement le matin pour nourrir le corps en énergie. Toutefois il est possible de le faire aussi le soir, mais en remplaçant les tapotements par un massage doux.

Ces deux auto-massages font partie intégrante du Qi-Gong. Il est donc recommandé de débuter une séance de Qi-Gong par l'un de ces auto-massages.

Conseils particuliers d'auto-massage

Selon la Médecine Traditionnelle Chinoise, l'énergie de base réside au Ming Men, situé dans le dos au niveau des reins. Il est donc conseillé de se frotter vigoureusement cette région chaque matin pour débuter la journée en relançant cette énergie dont le corps va avoir besoin tout au long de la journée. De cette manière vous nourrissez votre corps en Qi et êtes capable de fournir un travail intense sans trop de fatigue. De plus vous savez certainement que la région lombaire où réside le Ming Men est une région très fragile qui se bloque facilement et est souvent cause de lumbago. Or c'est justement le blocage de l'énergie à ce niveau qui provoque la douleur du lumbago. En vous frottant régulièrement cette région d'une manière vigoureuse vous éviterez ces blocages d'énergie et donc les lombalgies et les lumbagos.

L'énergie de base qui réside au Ming Men se mélange avec l'énergie provenant de l'alimentation, énergie distribuée par l'estomac et la rate. Ce mélange donne Yuan Qi, l'énergie vitale. Celle-ci réside au Dan Tian inférieur situé à trois travers de doigts sous le nombril, à l'intérieur du ventre. Il est donc recommandé également de se frotter chaque matin le Dan Tian, pour stimuler cette énergie vitale.

Pour cela placer les mains superposées sur le ventre, main gauche sur le dessus pour les hommes, main droite sur le dessus pour les femmes et frotter vigoureusement en tournant 36 fois dans le sens des aiguilles d'une montre et 24 fois dans le sens inverse pour les hommes, 36 fois dans le sens contraire des aiguilles d'une montre et 24 fois dans le sens des aiguilles pour les femmes.

Ainsi si vous n'avez pas le temps de pratiquer un automassage complet chaque matin, prenez tout de même quelques minutes pour faire ces deux massages, massage du

Ming Men et massage du Dan Tian, avant de partir travailler ; ces quelques minutes vous seront, vous le verrez, très bénéfiques dans la journée.

Le mieux bien sûr est la pratique quotidienne d'un auto-massage, car alors c'est l'organisme tout entier qui est fortifié pour la journée. Et croyez-moi cela demande 5 à 6 minutes maximum, mais ces 5 à 6 minutes vous les regagnerez largement dans le courant de la journée car la fatigue se fera nettement moins sentir.

Pour les plus courageux, je conseille même de pratiquer chaque matin une petite séance de Qi-Gong qui demande 10 à 15 minutes, mais qui est encore plus bénéfique. Là encore, lors de mes cours de Qi-Gong, je dis souvent à mes élèves qu'il est moins fatigant de se lever un quart d'heure plus tôt et de pratiquer Qi-Gong que de rester au lit un quart d'heure de plus.

D'ailleurs, des études faites à l'institut de recherche sur le Qi-Gong de Beijing (Pékin) montrent que la pratique régulière du Qi-Gong élève le seuil de résistance à la fatigue, protège contre le stress et a une action antihypertensive.

D'autre part des données concrètes montrent que l'organisme se dégrade peu à peu avec l'âge, entraînant ainsi une résistance moindre à la fatigue et à la maladie. Le même institut a démontré que la pratique du Qi-Gong à long terme avait une action bénéfique sur la longévité et sur la résistance de l'organisme au vieillissement. On comprend pourquoi tant de Chinois pratiquent le Qi-Gong chaque matin.

Un autre conseil que je peux vous donner est de pratiquer l'auto-massage des méridiens (voir phases terminales des auto-massages ci-dessus) lorsqu'il fait froid. Ceci avant de sortir pour réchauffer l'extérieur du corps et ainsi créer une véritable barrière énergétique qui empêchera le froid de pénètrer et de répéter ce massage en rentrant pour bien réchauffer le corps et faire sortir le froid qui aurait pu pénétrer. Si vous avez froid aux mains, placez les pouces aux Lao Gong (centre de la paume des mains) et fermez les poings ainsi il n'y a pas de déperdition d'énergie et vos mains se réchauffent ainsi que le reste de votre corps.

Un dernier conseil, si vous êtes victime d'un choc émotionnel quelconque, tapotez immédiatement le point 17VC, Trann Tchong (situé entre les deux seins), vous éviterez ainsi le choc nerveux qui risque de vous faire perdre vos moyens et vous retrouverez immédiatement vos esprits, pouvant de la sorte réagir favorablement à ce choc émotionnel et ainsi évitant l'attaque en profondeur qui peut perturber le système organique, notamment l'estomac noué.

Voilà, tous ces massages sont des gestes faciles à faire quotidiennement et à intégrer dans notre vie courante pour nous permettre de vivre en toute sérénité. Alors à vos mains !

Et n'oubliez pas que vos mains sont votre meilleur médecin.

Chapitre II

Le massage général

Le massage général est le massage qui sert de base au Tuina. C'est en quelque sorte le schéma directeur qu'il faudra ensuite adapter à chaque cas. Le massage général est un massage que l'on peut appliquer sur tout le monde pour aider à faire circuler l'énergie et entretenir ainsi la santé. Mais il faudra tenir compte des éléments diagnostiques vus précédemment pour l'adapter à la personne que l'on traite, pour que celui-ci vise à devenir un acte thérapeutique.

Plus loin nous allons exposer les points importants du massage en fonction des différentes pathologies. Ces points forts doivent s'incorporer dans le massage général pour devenir un véritable acte thérapeutique.

Dans la pratique, Tuina est un acte général, il ne suffit pas de masser les zones malades ou les points correspondant à tel ou tel type de déséquilibre pour que tout rentre dans l'ordre et que la maladie soit soignée. Dans l'art du Tuina, même les zones saines, les endroits présentant un bon équilibre énergétique, doivent être massées, car ces zones, qui apparemment ne présentent pas de déséquilibre patent, peuvent être le siège d'un « pré-déséquilibre ». Bien que ces parties corporelles ne soient pas physiquement atteintes, il faut considérer qu'elles sont peut-être déjà imprégnées d'un déséquilibre virtuel, non encore apparent mais pourtant déjà présent dans son sein. Je sais qu'il peut paraître difficile pour des esprits occidentaux comme les nôtres de comprendre cette théorie, ce fait que le déséquilibre puisse être déjà présent avant l'apparition de la pathologie. Et pourtant, si cela n'était pas, nous serions sans arrêt malades, car il faut savoir qu'en permanence nous subissons l'attaque d'agressions extérieures et intérieures qui font que nous avons en permanence les prémices de pathologies diverses qui heureusement ne se développent pas grâce à la capacité d'auto-défense de notre organisme, ou plutôt la capacité d'auto-équilibration énergétique qui porte le nom scientifique d'homéostasie. Là encore la pratique du Qi-Gong est bénéfique pour développer ce capital d'autorégulation énergétique, et donc ainsi contribuer à former une barrière protectrice, une grande muraille qui empêchera les agents pathogènes de pénétrer au sein de la cité interdite qu'est notre système organique.

Tuina est donc une méthode globale et non une méthode parcellaire. Car supposez un instant que vous dégagiez un endroit quelconque du corps d'un blocage énergétique sans vous préoccuper du devenir de cette énergie libérée, que va-t-il se produire? Le Qi libéré va se remettre en circulation et se bloquer à nouveau là où il y a les prémices d'un futur barrage, et à cet endroit qui apparemment ne présentait pas de symptôme pathologique quelconque va s'installer un nouveau blocage d'énergie. Résultat, nous aurons remplacé une pathologie par une autre, ce qui n'arrange guère nos affaires.

Il faut savoir que le Qi est quelque chose (bien que le terme «quelque chose» soit un peu paradoxal pour parler du Qi, qui n'a rien de concret) qui est en perpétuel mouvement. Dans l'art de la M.T.C., il ne suffit pas de remettre en mouvement le Qi là où il se trouve arrêté dans son mouvement, mais encore faut-il se préoccuper que rien d'autre sur son chemin ne se prépare à l'arrêter à nouveau.

Prenons l'exemple d'une canalisation d'eau bouchée ; votre lavabo ne se vide plus, le plombier va donc faire en sorte que le bouchon de saletés qui retient l'eau soit enlevé. Mais supposons que plus loin dans la canalisation un peu de tartre ralentisse l'écoulement de l'eau sans pour cela empêcher son évacuation, alors notre bouchon de saletés débloqué à un endroit va se trouver stoppé là où l'écoulement d'eau est ralenti et votre lavabo, à nouveau ne se videra plus. Notre plombier aura exécuté un acte symptomatologique et non pas global, changeant ainsi le lieu du blocage, mais ne résolvant pas le problème.

Il en est ainsi en M.T.C. et donc en Tuina, tout doit être traité. Bien sûr, les zones de blocage et les zones de vide feront l'objet de plus de soins de la part du praticien, ainsi que les trajets énergétiques correspondants, mais les zones d'apparence « saine » seront également équilibrées. Par exemple, chez quelqu'un qui souffre de l'épaule droite, il faudra également traiter l'épaule gauche.

Le massage général

Le patient est allongé sur le ventre, il se détend le plus possible.

1) Massage des points Yu

Le massage général commence par le massage des points Yu qui rappelons-le se situent de part et d'autre de la colonne vertébrale. Rappelons également que les points Yu sont en rapport direct avec les organes internes et avec les viscères.

Le massage des points Yu commence par le haut de la colonne vertébrale pour se terminer au niveau du sacrum.

La technique employée est celle de la pression avec les pouces dans un mouvement circulaire (An Fa) 9 fois vers l'intérieur, 9 fois vers l'extérieur, ceci dans le massage équilibrateur. Sinon dans les cas pathologiques il faut masser en tournant vers l'intérieur pour tonifier et vers l'extérieur si l'on veut disperser.

Le mouvement tournant ne doit être ni trop lent ni trop rapide, la juste mesure est de rigueur.

La pression des pouces ne doit être ni trop douce ni trop forte, elle ne doit pas faire mal.

Les points Yu sont les suivants :

Organes	**Point**	**Situation**
Poumon	13V	D3
Maître Cœur	14V	D4
Cœur	15V	D5
Foie	18V	D9
Vésicule Biliaire	19V	D10
Rate Pancréas	20V	D11
Estomac	21V	D12
Triple Réchauffeur	22V	L1
Rein	23V	L2
Gros Intestin	25V	L4
Intestin Grêle	27V	S1
Vessie	28V	S2

On commence par masser les points Yu du Poumon, puis ensuite les points Yu du Maître Cœur, puis ceux du Cœur, et ainsi de suite en descendant dans l'ordre précité jusqu'aux points Yu de la Vessie.

Les deux points Yu de chaque organe et viscère sont massés simultanément avec les deux pouces, le pouce de la main droite masse le point situé à droite de la colonne vertébrale, le pouce de la main gauche masse le point situé à gauche de la colonne. Signalons qu'il est possible de masser les points Yu avec les deux index ou les deux majeurs, le choix des pouces est surtout une question de facilité.

Lorsqu'un point présente une perturbation énergétique, cela se manifeste en général par une sensation douloureuse chez la personne massée, quelquefois le point présente une réaction de rougeur, et quelquefois le masseur ressent une tension anormale au niveau des téguments sous-jacents ou au contraire une impression de vide, les doigts donnant la sensation de s'enfoncer dans le point. Dans ces cas-là il faut prolonger un peu plus le massage sur ces points par rapport aux autres points non ou peu perturbés (12, 18, 24 ou 36 mouvements tournants selon la perturbation).

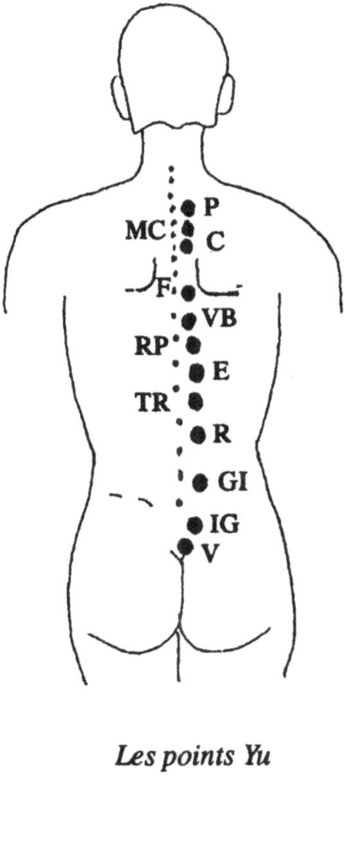

Les points Yu

2) Roulements sur Les points Yu

Après avoir pratiqué le massage type An Fa, on pratique de la même manière la technique de roulement sur les points Yu, mais seulement les points Yu ayant présenté une réaction ou les points Yu que l'on désire traiter suite au diagnostic fait précédemment.

Rappelons que le roulement consiste à appliquer le dos de la main sur la partie du corps à traiter en tournant le poignet et l'avant-bras dans un mouvement de va-et-vient continu. Ce sont surtout les articulations métacarpo-phalangiennes (parties saillantes qui se trouvent à la base des doigts sur le dos de la main) qui sont en contact avec le patient. Si l'on désire avoir un effet plus précis, sur un point d'acupuncture par exemple, on utilisera seulement l'articulation métacarpo-phalangienne de l'auriculaire, ce qui sera souvent le cas dans le traitement des points Yu.

Selon la perturbation rencontrée, le temps de massage par roulement peut varier d'une demi-minute à cinq ou six minutes sur le même point. Toutefois si le massage doit se prolonger sur un même point, il est possible qu'au bout d'un moment celui-ci devienne trop sensible pour la personne que l'on masse, aussi dans ce cas on alternera le massage entre les deux points Yu situés de chaque côté de la colonne vertébrale, pratiquant le massage une à deux minutes sur le point Yu gauche, puis une à deux minutes sur le point Yu droit, puis à nouveau sur le point gauche et ainsi de suite.

Tout comme dans le massage du type An Fa pratiqué précédemment, on commence par les points situés le plus haut (vers la tête) pour descendre progressivement vers les points situés le plus bas (vers le sacrum).

3) Le pincer-rouler

Ensuite, on pratique la technique Nie Ji le long de la colonne vertébrale, ou plus exactement le long des deux trajets du méridien vessie situés dans le dos.

Pour cela, saisir un bourrelet de peau en le pinçant entre le pouce d'une part et l'index et le majeur d'autre part, en utilisant les deux mains ensemble et le faire rouler vers l'avant. De temps à autre il est possible de tirer ce bourrelet de chaque côté.

Cette technique s'emploie le long de la colonne vertébrale, mais cette fois en partant du sacrum (queue de tortue, Gui Wei) vers la base du crâne (coussins de jade).

Cette manœuvre peut dans certains cas être douloureuse et demande de la part du masseur un certain doigté pour la rendre le moins désagréable possible.

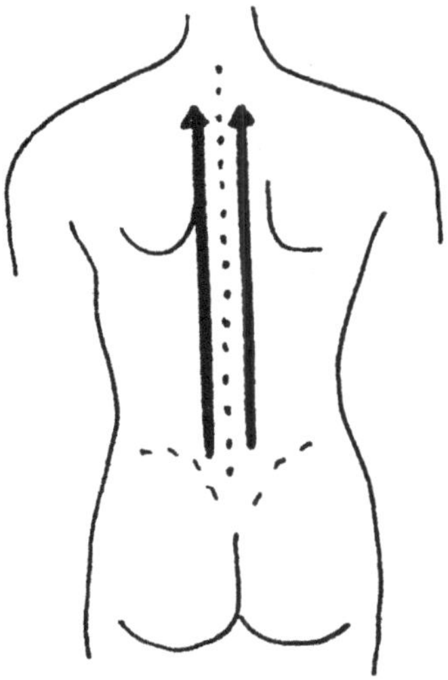

Trajet du pincer-rouler

4) Le hachurage

C'est une technique de type tambourinage qui s'exécute avec le bord radial des mains d'une manière alternative.

Après avoir levé les blocages énergétiques le long de la colonne vertébrale, ce qui constitue une phase très importante du Tuina, il va nous falloir mettre en route le Qi ainsi débloqué. C'est le but du massage de type hachurage.

La technique de hachurage commence en haut de la colonne vertébrale, du côté gauche. Le praticien descend ainsi le long de celle-ci, toujours du côté gauche, jusqu'au sacrum où il passe à droite pour descendre sur la face postéro-externe de la jambe droite, là où se trouvent les méridiens Yang du membre inférieur. Arrivé au pied droit, il remonte par la face interne de la jambe, là où se trouvent les méridiens Yin du membre inférieur. Au niveau du sacrum, il remonte le long du côté gauche de la colonne vertébrale.

Puis la même manœuvre est exécutée le long du côté droit de la colonne jusqu'au sacrum, puis le long de la face postéro-externe de la jambe gauche jusqu'au pied, puis en remontant sur la face interne de la même jambe et le long de la colonne vertébrale à droite.

Ce trajet est effectué 3 fois, 6 fois ou 9 fois de chaque côté.

Cette manœuvre permet de faire circuler l'énergie dans les méridiens postérieurs du corps et dans les méridiens des membres inférieurs.

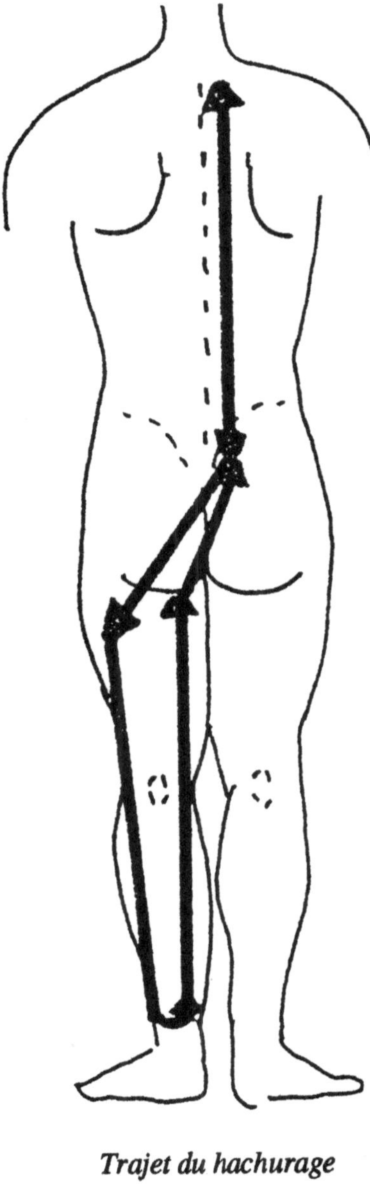

Trajet du hachurage

5) Pousser, tirer l'énergie

Une fois l'énergie mise en route, il faut la répartir équitablement entre le haut et le bas du corps et entre la gauche et la droite.

Pour cela, il faut pousser l'énergie en massant le dos de bas en haut, les mains placées bien à plat de chaque côté du rachis et en tirant l'énergie de haut en bas, les mains en creux (comme pour saisir le Qi) de part et d'autre de la colonne.

Cette manœuvre est exécutée plusieurs fois de suite le long du rachis puis le masseur l'exécute sur toute la face dorsale du corps, de la tête aux pieds, toujours en poussant l'énergie vers le haut et en la tirant vers le bas.

Si le masseur sent à certains endroits une sorte de trop-plein d'énergie, d'un geste brusque et rapide il chasse ce trop plein vers l'extérieur et reprend la manœuvre là où il en était.

Cette partie du massage sera bien entendu modulée en fonction du déséquilibre énergétique du patient. S'il y a plus d'énergie en haut qu'en bas il faudra insister sur le mouvement qui tire l'énergie vers le bas et vice versa.

A la fin de ce massage, l'énergie doit être bien répartie et la chaleur corporelle doit être uniforme sur toute la partie postérieure du corps.

6) Massage des points Mo

La personne se couche sur le dos et se détend le mieux possible.

Le masseur masse alors avec la pulpe des doigts les points Mo situés sur la face antérieure du corps. Pour cela il utilise les techniques Mö Fa, Lo Fa ou An Lo Fa selon l'effet désiré.

Rappelons la situation des points Mo

Organes	**Points**
Poumon	1P
Foie	14F
Vésicule Biliaire	24VB
Rate Pancréas	13F
Reins	25VB
Gros Intestin	25E
Maître Cœur	17VC
Cœur	14VC
Estomac	12VC
Triple Réchauffeur	5VC
Intestin Grêle	4VC
Vessie	3VC

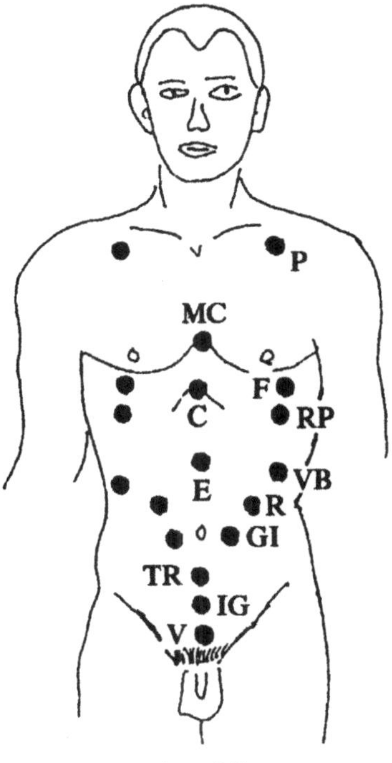

points Mo

Comme pour le massage des points Yu exécuté précédemment, le massage des points Mo débute par les points situés en haut pour se terminer par les points situés en bas. On commence donc par masser les points Mo Poumon et ensuite les points Mo Foie et ainsi de suite pour terminer par les points Mo de Vessie.

7) Massage de la tête

Sur la tête et le visage se projettent les zones correspondant aux organes et entrailles. En massant ces zones, on agit donc sur l'équilibre énergétique de ces organes et viscères.

Le massage du visage et de la tête doit être doux, lent et peu profond pour ne pas faire mal et ne pas procurer au patient de sensations désagréables car cette partie du corps ne présente pas de masse musculaire importante, voire même inexistante sur le front et le crâne.

- Masser le visage doucement, ceci calme l'esprit et harmonise le cœur.

- Masser le cuir chevelu avec les doigts en forme de peigne du front vers l'arrière plusieurs fois, ceci calme également l'esprit et le cœur. Tirer très doucement les cheveux, cela équilibre la vésicule biliaire.

- Masser le front plusieurs fois, cela stimule l'esprit et nourrit le cœur, chasse les mauvaises pensées. Ensuite avec la pulpe des pouces, masser les deux bosses qui se trouvent sur le front, cela calme l'esprit et le système nerveux.

- Masser le pourtour des yeux, cela nourrit le foie.

- Masser le nez avec la base des pouces, cela dégage les voies respiratoires et nourrit les poumons car le nez est la fenêtre des poumons.

- Masser les oreilles, cela éveille l'audition et nourrit les reins, car les oreilles sont les fenêtres des reins.

- Masser les lèvres supérieure et inférieure, cela équilibre la rate.

- Masser la base de l'occiput (coussin de jade) vigoureusement avec les deux mains (base du crâne), cela fait circuler l'énergie dans la tête et ouvre la voie du Qi entre la tête et le corps.

En fonction de la pathologie de la personne, il est possible également d'agir sur les points d'acupuncture situés sur la tête, points qui sont nombreux.

8) Le massage des membres supérieurs

Faire circuler l'énergie dans les bras en massant la face interne depuis le cou jusqu'à la main, puis la face externe depuis la main jusqu'à la face postérieure de l'épaule.
On utilise les techniques de tirer l'énergie (Tui Fa), mains à plat, ou de pousser l'énergie, mains en creux.

On commence par le bras gauche (3fois, 6 fois ou 9 fois) puis on termine par le bras droit (3 fois, 6 fois ou 9 fois).

Si l'on rencontre des zones de blocage dures, enflammées, chaudes ou des zones en vide, c'est-à-dire froides, molles, sans vie, on applique dessus les techniques qui permettent de débloquer l'énergie ou au contraire de faire venir le Qi.

Masser les épaules avec un mouvement tournant des mains, du type Mö Fa, 9 fois dans un sens, 9 fois dans l'autre. Les mains doivent bien enserrer l'articulation de façon à concentrer la chaleur autour.

Masser de la même manière l'articulation des coudes.
Masser de la même manière les poignets.

Refaire ensuite circuler le Qi dans les méridiens en massant les membres supérieurs comme précédemment, c'est-à-dire en descendant par la face interne et en remontant par la face externe (sens de la circulation du Qi dans les méridiens), 3 fois.

Il est important de bien masser les articulations des membres qui sont des nœuds énergétiques où le Qi a souvent tendance à stagner, créant à la longue des blocages qui dégénèrent en rhumatismes.

9) Le massage du thorax

Ce massage permet de répartir l'énergie dans le thorax.

Les mains à plat, pousser l'énergie le long du méridien conception en partant du Dan Tian inférieur (3 travers de doigts sous le nombril) en remontant jusqu'au cou puis redescendre sur le côté en tirant l'énergie jusqu'au Dan Tian inférieur. Recommencer 6 ou 9 fois.

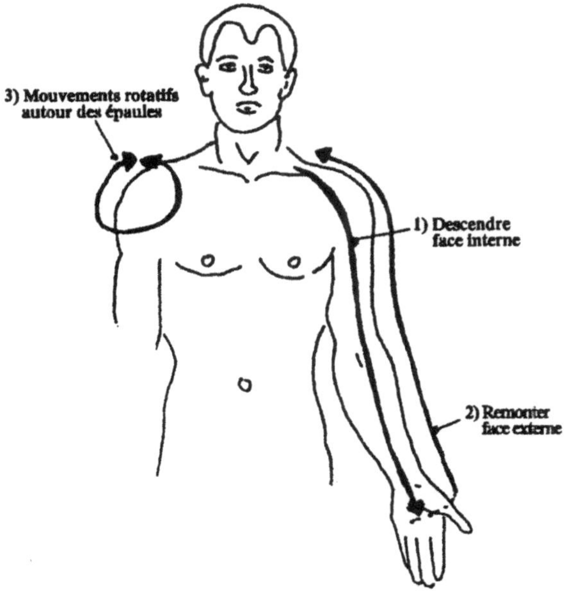

Le massage des membres supérieurs

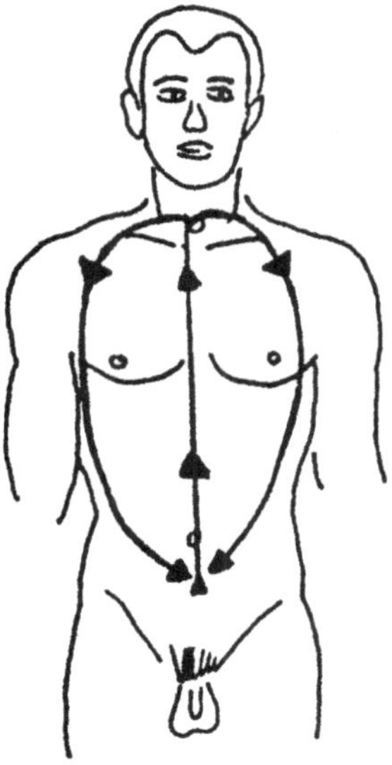

Le massage du thorax

10) Le massage de l'abdomen

Le massage de l'abdomen consiste principalement à masser les organes internes que celui-ci contient.

Le massage des organes internes étant décrit dans la partie suivante de ce chapitre nous ne le décrirons pas ici, laissant le lecteur se reporter lui-même à la partie ci-dessus nommée.

Par contre nous allons conseiller ici de masser quelques zones particulières de l'abdomen.

Massage du plexus solaire

Masser le plexus solaire situé juste en dessous de la pointe du sternum, en tournant avec la pulpe des doigts 9 fois dans le sens contraire des aiguilles d'une montre. Ceci permet de calmer le système nerveux et ainsi de détendre la personne.

Chez les personnes très nerveuses, ce massage sera prolongé.

Massage du Dan Tian inférieur

Masser le Dan Tian inférieur permet d'entretenir l'énergie vitale (Yuan Qi) issue du mélange de l'énergie provenant de l'alimentation et de l'énergie ancestrale de chacun.

Le massage du Dan Tian se fait avec la pulpe des doigts dans un mouvement tournant.

Pour les femmes, il faut masser en tournant 36 fois dans le sens inverse des aiguilles d'une montre (Yin) en élargissant les cercles vers l'extérieur à chaque tour et 24 fois dans le sens des aiguilles d'une montre (Yang) en resserrant les cercles vers le centre à chaque tour.

Pour les hommes, masser en tournant 36 fois dans le sens des aiguilles d'une montre (Yang) en élargissant le mouvement vers l'extérieur et 24 fois dans le sens contraire des aiguilles d'une montre (Yin) en revenant progressivement vers le centre à chaque tour.

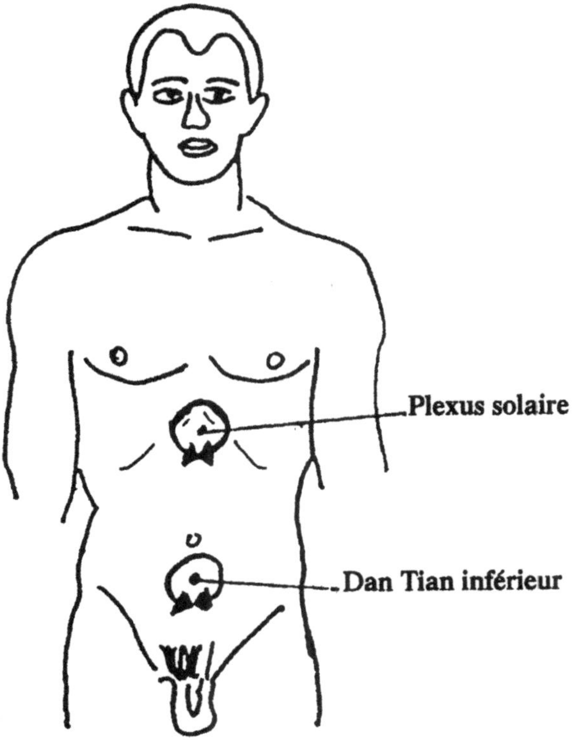

Le massage du plexus solaire et du Dan Tian inférieur

11) Le massage des membres inférieurs

Le massage des membres inférieurs se fait de la même manière que celui des membres supérieurs, en utilisant la technique de pousser et de tirer l'énergie.

Descendre sur la face externe des membres inférieurs jusqu'aux pieds et remonter sur la face interne, des pieds à la racine de la cuisse. Il est possible de masser les jambes chacune à leur tour, en commençant dans ce cas par la gauche et en terminant par la droite, ou de masser les deux en même temps, dans ce cas le plus facile pour le praticien est de se placer aux pieds de la personne et de pousser l'énergie (mains à plat) sur les faces internes en remontant, puis de tirer l'énergie (main en creux) sur les faces externes en descendant. Ce mouvement est exécuté 3 fois, 6 fois, 9 fois, etc., selon le besoin.

Si le masseur sent des zones de blocage ou de vide, il appliquera la technique adéquate sur ces zones pour lever les blocages ou attirer le Qi là où il manque.

12) Le massage des pieds

Ce massage consiste à faire circuler l'énergie dans les pieds, en les massant globalement, sur la plante et sur le dessus, sachant que les méridiens Yang — c'est-à-dire les méridiens : Vessie, Vésicule Biliaire et Estomac — se trouvent sur la partie externe des pieds, que le Qi y circule de la cheville vers les orteils et que les méridiens Yin — c'est-à-dire les méridiens : Rein, Foie et Rate-Pancréas — se trouvent sur le bord interne, que le Qi y circule du bout des pieds vers la cheville. Il convient donc de respecter au mieux le sens de la circulation énergétique lors du massage.

La plante des pieds est une région particulière du corps, car il s'y trouve toutes les zones réflexes du corps. Il est donc bon de s'intéresser à cette partie corporelle qui reflète souvent les déséquilibres énergétiques de l'individu. Nous ne décrirons pas ici en détail le massage réflexe des pieds, ayant déjà traité de ce sujet particulier dans un ouvrage: *Le massage réflexe des pieds* aux Editions Dangles. Nous laisserons donc le lecteur se reporter à ce livre.

Après le massage des pieds, il est bon de faire remonter le Qi au Dan Tian inférieur (le chaudron du corps). Pour cela le masseur pousse le Qi des pieds jusqu'au Dan Tian (sous le nombril) par la face interne des jambes 3 fois de suite. Puis ensuite, pour terminer, il masse le Dan Tian en tournant 9 fois dans le sens contraire des aiguilles d'une montre et 6 fois dans le sens des aiguilles si la personne massée est une femme ou 9 fois dans le sens des aiguilles d'une montre et 6 fois dans le sens contraire si la personne massée est un homme.

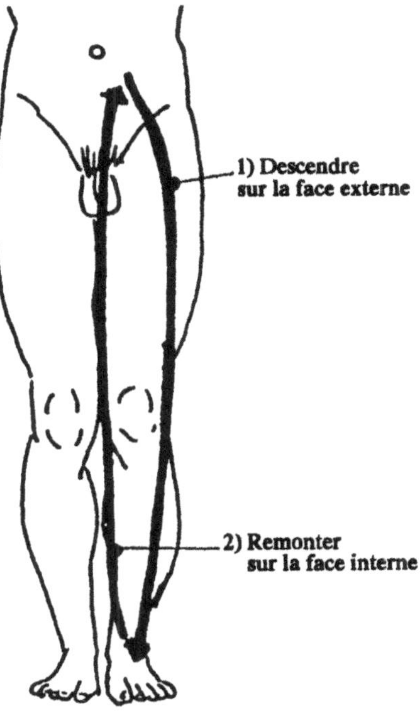

Le massage des membres inférieurs

Chapitre III

Le massage des organes internes

Le massage des organes internes est une partie très importante en Médecine Traditionnelle Chinoise.

Les Sages Taoïstes de la Chine ancienne étaient souvent à l'écoute de l'intérieur du corps. C'est ainsi qu'ils avaient remarqué la tendance, chez de nombreuses personnes, à l'obstruction de la circulation du Qi dans les organes internes. L'écoute de l'interieur du corps par la méditation introspective les a amenés à faire le lien entre les organes internes et la loi des cinq éléments de l'univers.

Ces Sages Taoïstes ont fait le lien entre les émotions négatives, reflet du déséquilibre énergétique des cinq organes et des six viscères, et la cause des obstructions internes. Ainsi, selon la tradition taoïste, le stress quotidien, les chocs émotionnels et physiques, une alimentation déséquilibrée, la maladie, les toxines de tous genres (alimentaires, respiratoires...), une mauvaise posture, etc., sont autant de facteurs pouvant perturber les cycles des cinq éléments et donc entraîner des déséquilibres émotionnels provoquant à leur tour des obstructions internes.

Il convient donc, lors d'une séance de Tuina, de rechercher les blocages des organes internes et de les traiter à bon escient.

Le massage des organes internes va consister à libérer le Qi qui stagne dans ces organes en levant les barrages qui s'y sont installés afin de rétablir la libre circulation énergétique nécessaire au bon fonctionnement de l'organisme et à un bon équilibre psychique et nerveux.

En chinois ce type de massage est appelé Tuina Qi Nei Tsang et Tuina Qi Nei Fu:

Tuina = massage
Qi = énergie
Nei = interne
Tsang = organes
Fu = viscères

1) Massage du foie

Le foie est situé sous la cage thoracique, du côté droit, sa pointe déborde légèrement la ligne médiane du corps pour s'étendre un peu sur le côté gauche.

Le foie correspond à la colère. Pour la tradition taoïste c'est à ce niveau que vivent les Hun, les âmes spirituelles. Les Hun n'aiment pas la colère. Lorsque le foie est perturbé, la personne est sujette à la colère et alors les Hun quittent le corps.

Suivant la tradition chinoise, le foie est responsable du fonctionnement du corps sans heurts, sans excès, par ce fait il contrôle le système nerveux et la juste pensée d'amour d'autrui et de compassion. Il joue dans ce sens un rôle sur notre sexualité. Le foie est un organe Yin de nature Bois.

Le foie est un organe très important, aux fonctions multiples.

C'est lui qui emmagasine les hydrates de carbone et agit donc sur le métabolisme des glucides en transformant les sucres alimentaires en glycogène qu'il retransforme en glucose lorsque l'organisme en a besoin.

Il agit sur le métabolisme des protéines en les synthétisant en albumine, prothrombine, fibrinogène, etc. ce qui lui confère un rôle important dans la coagulation du sang.

Il agit sur le métabolisme des acides aminés en fabriquant des cétones et de l'ammoniaque qui sera transformé en urée pour être éliminé ensuite.

Il a une fonction biliaire. Il sécrète la bile qui est accumulée dans la vésicule biliaire pour être déversée le moment venu dans l'intestin. La bile permet la dégradation des graisses afin que celles-ci soient assimilables par la paroi intestinale. Par ailleurs, la bile permet l'excrétion de corps étrangers tels que bactéries, poison, etc.

Le foie a une fonction de détoxication. Le foie est l'organe principal d'épuration de l'organisme. Il épure le sang de toutes les substances telles que toxines, poisons, substances chimiques et médicamenteuses, alcool, etc., substances qu'il rend hydrosolubles afin qu'elles puissent être éliminées par la bile et les urines. Mais il faut savoir que ces substances toxiniques peuvent rester longtemps dans le foie si elles sont trop nombreuses, car le foie ne peut traiter qu'une certaine quantité de toxines à la fois. En attendant d'être transformées, elles y sont stockées. Mais si le stock devient trop abondant, il y a «pollution» du foie, ce qui rend sa fonction digestive difficile.

Le massage du foie va donc permettre de libérer les toxines qui y sont accumulées et donc de lui rendre son fonctionnement normal. Toutefois, il faut être prudent dans le massage, car il ne faut pas trop libérer de toxines à la fois sous peine d'intoxiquer l'organisme et de provoquer des réactions violentes à tous les niveaux.

Technique du massage du foie

1) Enfoncez doucement vos doigts, tenus verticaux, sous les côtes du côté droit et pratiquez des pressions verticales (An Fa) en recherchant les endroits durcis par l'accumulation de toxines et donc où le Qi se trouve bloqué.

Sur ces zones de blocage, insistez sur vos pressions puis massez-les d'une manière circulaire et profonde (Mö Fu). Continuez ces successions de pressions et de mouvements circulaires jusqu'à ce que les tissus deviennent plus souples. Mais souvenez-vous bien qu'il ne faut pas libérer trop de toxines à la fois, mieux vaut assouplir les zones durcies par petites étapes et en plusieurs séances de massage si nécessaire.

2) Après avoir libéré les toxines, il faut les drainer pour permettre leur élimination. Pour cela il faut pomper le foie et appliquer une technique de drainage.

Pour pomper le foie, il faut placer une main à plat sur le grill costal au-dessus de l'organe, et le tranchant externe de l'autre main sur le foie en l'enfonçant sous les côtes. Exécutez alors des mouvements de pompage avec la main posée sur les côtes. Pompez plusieurs fois en suivant le rythme respiratoire de la personne, c'est-à-dire en appuyant lors de l'expiration et en relâchant lors de l'inspiration.

Ensuite, la main qui est sous les côtes draine le foie en poussant son tranchant vers le bas et vers la partie médiane du corps.

Alternez ainsi pompage et drainage.

Le pompage du foie peut être suivi d'un massage vibratoire qui permettra de décrocher les dernières toxines qui peuvent rester. Pour cela, enfoncez doucement vos doigts en crochet sous les côtes et faites vibrer vos mains. Terminez par un nouveau drainage.

Après le massage, appuyez sur le foie et demandez à la personne de repousser vos mains en prononçant le son Su (chu), ce qui libère la mauvaise énergie du foie.

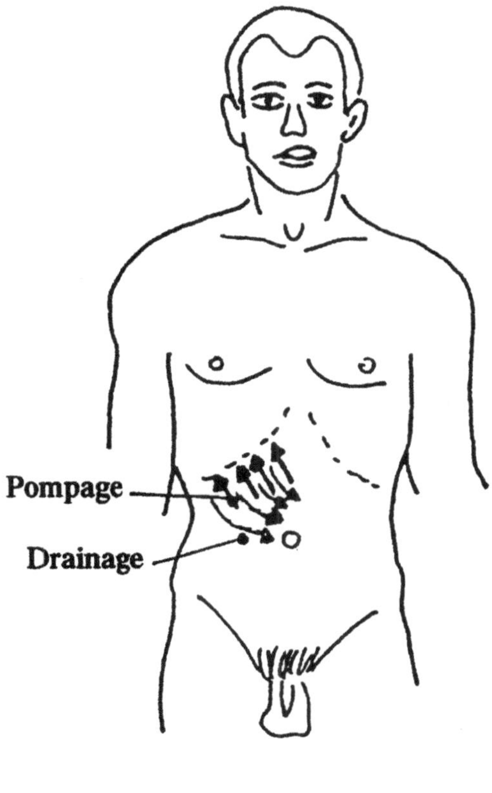

Le massage du foie

2) Massage de la vésicule biliaire

La vésicule biliaire est située sous le foie. Son rôle est de collecter la bile en attendant que les fonctions digestives en aient besoin. Le rôle de la bile est de casser les molécules de graisse contenues dans la nourriture.

Pour la M.T.C. la vésicule biliaire est un viscère Yang lié à l'élément Bois et responsable du pouvoir de décision.

Quand la vésicule biliaire fonctionne mal elle provoque des céphalées, de l'indécision et de la paresse (ne pas se faire de la bile).

La vésicule biliaire est facilement en état d'irritation et de congestion, ce qui peut provoquer des amas de sels biliaires qui vont former des pierres nommées calculs biliaires. Ces formations peuvent, si elles sont trop importantes, obturer le canal cholédoque empêchant ainsi l'écoulement de la bile et donc la digestion des graisses.

Technique de massage de la vésicule biliaire

Placez le bout des doigts sous les côtes droites à mi-distance, à peu près, entre le côté droit et la pointe du sternum, vous êtes alors sur la vésicule biliaire. Massez en rond (Mõ Fu) pour décongestionner la vésicule, puis facilitez l'écoulement de la bile en massant en profondeur, toujours avec le bout des doigts, jusqu'au duodénum situé à mi-distance entre la vésicule biliaire et le nombril. Souvent, après quelques minutes de ce massage, on entend la vésicule biliaire se vider.

Après le massage comprimez la vésicule avec les doigts et demandez à la personne de les repousser en prononçant également le son Su (chu) pour sortir la mauvaise énergie.

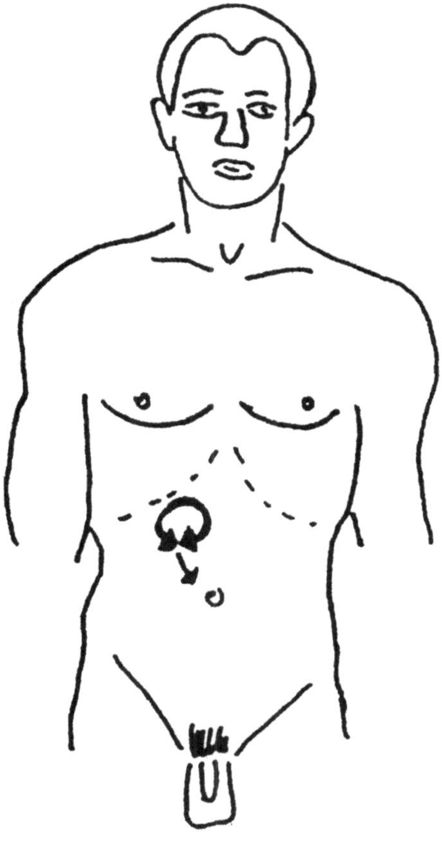

Le massage de la vésicule biliaire

3) Massage de l'estomac

L'estomac est situé sous la pointe du sternum.

Il reçoit le bol alimentaire en provenance de la bouche via l'œsophage. Il liquéfie ce bol alimentaire pour former le chyme qui passe ensuite dans l'intestin grêle. Pour ce faire il sécrète des enzymes et des acides, notamment de l'acide chlorhydrique. Certaines personnes sécrètent trop d'acides, c'est le cas des gens trop nerveux, ce qui provoque des hyperacidités gastriques qui peuvent perforer la paroi stomacale et provoquer des ulcères de l'estomac.

En M.T.C., l'estomac est appelé « Mer des aliments », c'est là que commence la production de Qi tiré des aliments. L'estomac est couplé en ce sens avec la rate pour produire le Qi provenant de l'alimentation. Ce Qi est ensuite envoyé aux poumons où il sera mélangé avec le Qi provenant de l'air respiré, afin de nourrir le sang qui transportera cette énergie, ainsi obtenue, dans tout le corps.

L'estomac est un organe Yang de nature Terre.

Technique de massage de l'estomac

Appuyez avec le bout des doigts sur la partie supérieure de l'estomac, juste en dessous de la pointe du sternum et faites un massage du type Tui Fa (traits tirés) en direction du duodénum situé à mi-distance entre la vésicule biliaire et le nombril (voir massage de la vésicule biliaire ci-dessus). Recommencez plusieurs fois cette manœuvre jusqu'à ce que vous sentiez ce trajet souple et non douloureux.

En cas de douleurs stomacales importantes ou d'hyperacidité gastrique, les manœuvres seront douces et exécutées de manière vibratoire, c'est-à-dire en faisant vibrer les mains de place en place sur le trajet de l'estomac.

Après le massage, appuyez sur l'estomac et demandez au patient de repousser vos mains en prononçant le son Hou (Rou) pour dégager la mauvaise énergie de l'estomac.

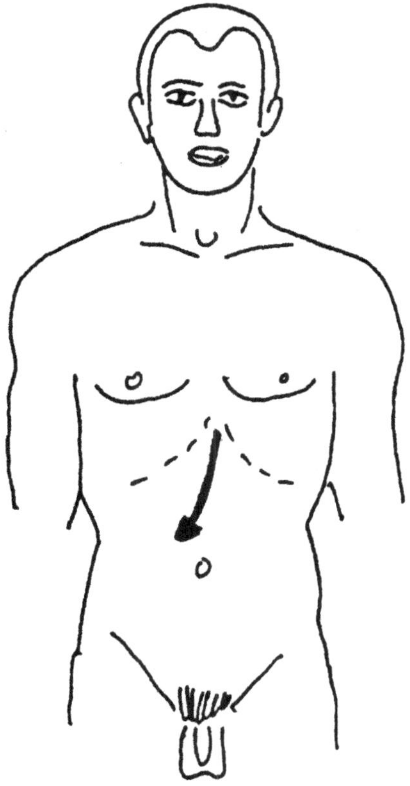

Massage de l'estomac

4) Massage de la rate

La rate est située dans la partie gauche de l'abdomen, à gauche et en dessous de l'estomac.

C'est un organe lymphatique qui a donc le rôle de nettoyer le sang des impuretés qu'il contient, des bactéries et des microbes. Elle élimine également les cellules sanguines usées, globules blancs et globules rouges. Elle sécrète des anticorps qui combattent les agents infectieux venus de l'extérieur. Elle met en réserve les globules blancs qui seront déversés dans le sang en cas d'infection. Elle joue donc un rôle important dans le système immunitaire de l'organisme. Le massage de la rate aura donc une action sur la défense de l'organime en dégageant le Qi nécessaire à cette auto-défense.

En M.T.C., la rate est associée avec le pancréas comme organe Yin de nature Terre. La rate est liée aux muscles et aux chairs qui sont pour la M.T.C. des tissus terrestres. Le massage de la rate aura donc une action sur le système musculaire en général.

Technique de massage de la rate

Placez le tranchant de la main sur la rate en appuyant fortement et en appliquant une force supplémentaire avec l'autre main. Roulez le tranchant de la main ainsi placé en exerçant une pression vers le centre du corps. Continuez cette manœuvre jusqu'à ce que la rate et le pancréas soient décongestionnés et souples. En cas de douleurs importantes la pression exercée sera moins forte et augmentée au fur et à mesure de la décongestion.

Après le massage appuyez sur la rate et demandez à la personne de repousser vos mains en prononçant le son Hou (Rou), ce qui chassera la mauvaise énergie de la rate et du pancréas.

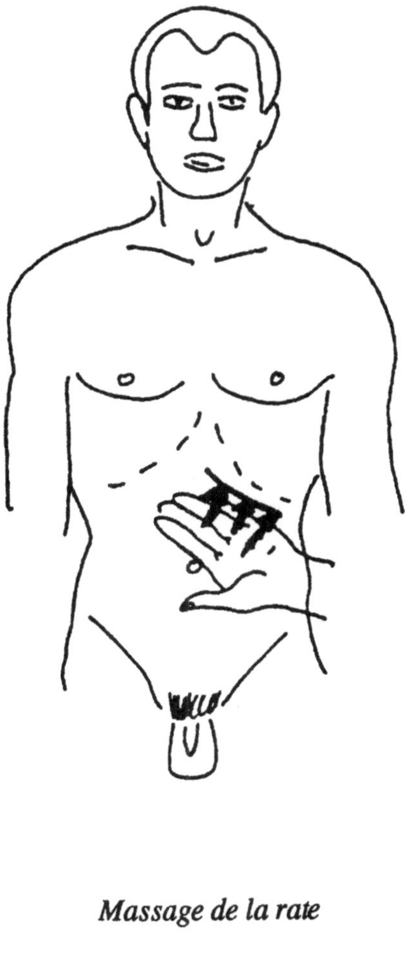

Massage de la rate

5) Massage des reins

Les reins sont situés dans le dos au-dessus de la taille. Ce sont des organes situés en profondeur donc difficiles à atteindre. Les reins sont les organes les plus profonds du corps ce qui en fait les organes Yin les plus Yin. Ils sont liés à l'élément Eau.

Leur rôle est de filtrer les liquides du corps et d'évacuer l'excès d'eau dans laquelle sont dissouts les déchets néfastes à l'organisme. En ce sens ils travaillent en collaboration avec le foie qui détruit les toxines et les envoie ensuite aux reins qui se chargent de leur élimination. Mais les reins ont une capacité d'élimination qui a ses limites. Si les toxines sont trop nombreuses, la capacité de fonctionnement des reins se trouve affaiblie. De ce fait il y a faiblesse en énergie à ce niveau et sachant que les reins sont le siège de l'énergie vitale de base (au niveau du Ming Men), il peut s'en suivre une faiblesse générale. De plus si les reins n'assurent pas leur rôle d'élimination liquidienne, il va y avoir trop de fluidité dans le sang ce qui se traduira par une hypertension.

En M.T.C., les reins sont les gardiens de l'énergie ancestrale (Le Qi du ciel antérieur), celle qui nous est transmise avant la naissance par nos parents et celle que nous transmettons à nos enfants par la procréation. Les reins ont donc une fonction importante dans notre sexualité. D'ailleurs le « Tao de l'art d'aimer » qui est la partie du Tao qui régit notre sexualité, conseille aux hommes de préserver leur semence au maximum pour ne pas perdre leur énergie vitale. Ce même « Tao de l'art d'aimer » conseille également un contrôle de la sexualité par une certaine philosophie afin d'acquérir santé et longévité par l'acte sexuel. Mais ceci fera l'objet d'un livre particulier actuellement en préparation.

Les Reins contrôlent les os, la mœlle osseuse et les dents (considérées par les Chinois comme des os).

Technique de massage des reins

Du fait de leur position profonde, il est très difficile d'atteindre les reins. Il est quasi impossible de les atteindre par le dos, la seule possibilité est de les aborder par le devant de l'abdomen.

Les reins seront traités chacun leur tour, le gauche d'abord, le droit ensuite. En M.T.C. comme en Qi-Gong le massage commence toujours par le côté gauche pour se terminer par le côté droit, ceci correspond au sens de circulation de l'énergie universelle comme représenté par le Tai-Ji symbole du Tao.

Pour masser le rein gauche, le patient est couché sur le dos et tourne le bassin vers la droite. Le praticien se place à la gauche de la personne et enfonce profondément ses doigts dans l'abdomen juste au-dessus de la taille et pratique le massage du type Mö Fa, c'est-à-dire qu'il masse profondément et de manière circulaire. Un rein malade, encombré de toxines est ressenti comme irrégulier, avec des creux et des bosses, il faut alors le masser jusqu'à obtenir une sensation de souplesse, une sensation de guimauve sous les doigts.

Le massage se termine en demandant au patient de repousser les doigts du praticien en prononçant le son Chui (Tchoui) pour dégager la mauvaise énergie du rein.

Ensuite il faut masser le rein droit en inversant les positions patient/praticien.

Attention : il faut s'abstenir d'un tel massage en cas de calculs rénaux importants sous peine de déplacer ceux-ci vers l'uretère et d'obstruer les voies urinaires.

Il faut savoir que le massage des reins provoque également une stimulation des glandes surrénales qui se situent sur le pôle supérieur des reins. Sachant que les glandes surrénales sécrètent entre autre le cortisol qui est la cortisone naturelle du corps, le massage des reins sera tout indiqué à double titre dans les problèmes rhumatismaux, d'une part en stimulant les reins responsables du système ostéo-articulaire et en favorisant d'autre part la sécrétion du cortisol surrénalien ayant une action anti-inflammatoire.

6) Massage de la vessie

La vessie est située dans le bas-ventre au-dessus du pubis, chez la femme elle est devant l'utérus.

La vessie est le viscère Yang lié à l'élément Eau.

Technique de massage de la vessie

Avant le massage de la vessie il est nécessaire de la vider, il est donc recommandé au patient d'aller uriner.

Le massage se fait en utilisant les doigts ou les pouces et en exécutant des cercles sur toute la vessie (massage type Mö Fu). Il faut masser le temps que toute congestion et tout blocage aient disparu.

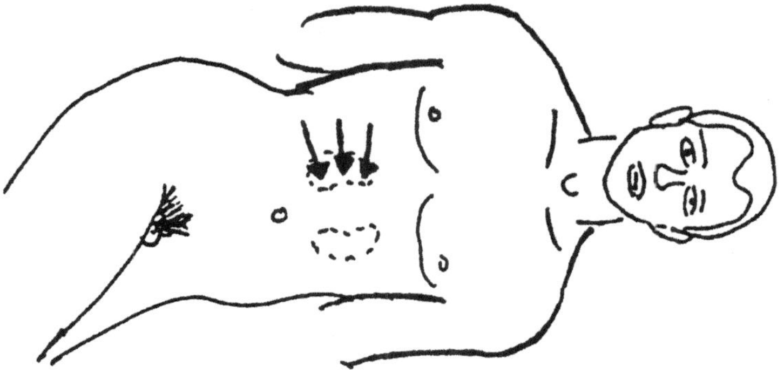

Massage des reins

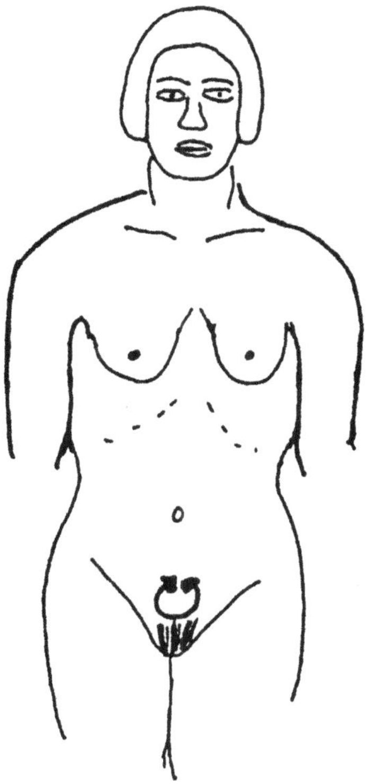

Massage de la vessie

7) Massage du cœur

Le cœur est situé au niveau de la poitrine légèrement à gauche de l'axe médian du corps.

Le cœur est un organe Yin relié à l'élément Feu. Il contrôle le système nerveux, les vaisseaux et la distribution du sang dans le corps.

Technique de massage du cœur

Le cœur est un organe que l'on ne peut pas masser directement puisqu'il est protégé par le grill costal. La technique de massage va donc être une technique de pompage doux. Le patient est allongé sur le dos, posez une main à plat sur les côtes au-dessus du cœur, l'autre main par-dessus la première et exécutez des petites pressions sèches vers le bas. Ensuite calmez le système nerveux en massant le plexus solaire situé juste sous le sternum, ceci en faisant un massage circulaire avec les doigts dans le sens contraire des aiguilles d'une montre.

Après le massage faites une pression sur le cœur avec vos mains et demandez au patient de les repousser en prononçant le son Ke (Keu) pour faire sortir la mauvaise énergie du cœur.

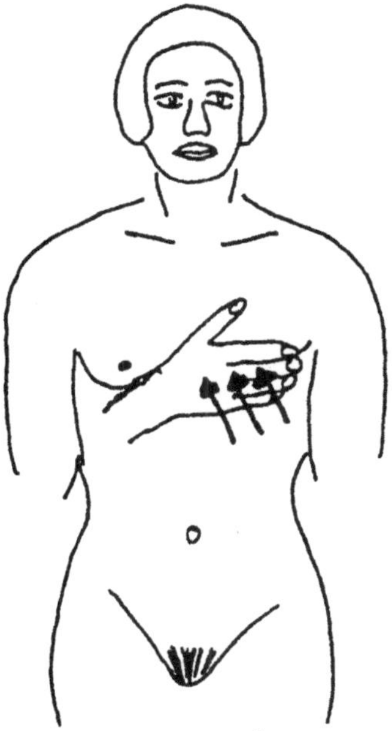

Massage du cœur

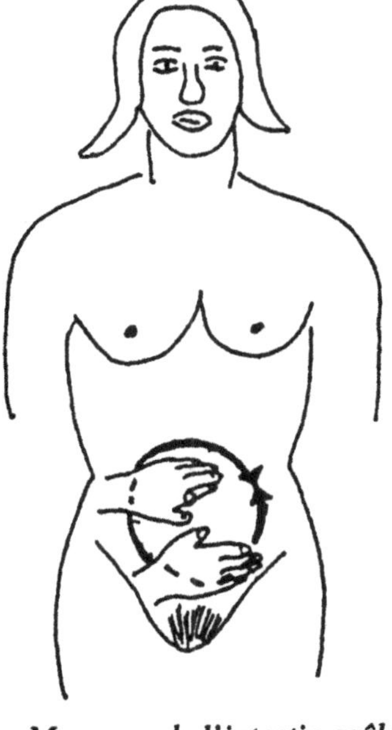

Massage de l'intestin grêle

8) Massage de l'intestin grêle

L'intestin grêle est un tube qui relie l'estomac au colon, il se situe dans le ventre où il effectue de nombreuses circonvolutions. C'est un viscère de nature Yang relié comme le cœur à l'élément Feu.

Son rôle est d'absorber les éléments nutritifs qu'il puise dans le bol alimentaire. C'est donc un organe clef de la digestion. Les éléments nutritifs ainsi absorbés au travers de la paroi intestinale se retrouvent dans le sang que le Qi de la rate va faire monter aux poumons pour y être uni avec le Qi de la respiration et nourrir ensuite l'ensemble du corps.

En M.T.C., l'intestin grêle est lié avec le cœur, cela peut paraître bizarre et pourtant l'intestin grêle, outre son rôle de digestion des aliments, a aussi le rôle de digérer les émotions qui elles sont régies d'une manière générale par le système nerveux donc par le cœur. Toutes les émotions négatives sont exprimées par des contractions au niveau intestinal. Comme chaque émotion est liée à l'un des cinq organes les zones de contraction intestinales varieront en fonction des émotions en cause. Ainsi la colère, émotion du foie, se reflètera sur la partie supérieure droite de l'intestin grêle, près du foie ; les soucis et l'anxiété étant liés à la rate provoquent des contractions sur la partie supérieure gauche, près de la rate ; la nervosité et l'impatience liées au cœur affectent la partie supérieure ; la tristesse liée aux poumons affecte les parties latérales ; la peur liée aux reins affecte la partie inférieure.

Un jour, une question fut posée à Bouddha :
- Maître, qui est un sage ?
et Bouddha répondit :
- Un sage est celui qui va bien des intestins.

Si l'intestin grêle est trop affecté, il n'assure plus sa fonction digestive et s'engorge ; de ce fait il augmente son volume et le ventre devient proéminant vers le bas. Une telle situation provoque une compression du bas ventre perturbant le système circulatoire à ce niveau pouvant entraîner l'apparition d'hémorroïdes et de troubles menstruels chez la femme.

Technique de massage de l'intestin grêle

Placez vos mains à plat sur le ventre et exécutez un massage appuyé en tournant dans un sens puis dans l'autre de façon à faire un massage général de l'intestin grêle du type Mö Fa. Ensuite masser les zones de tensions en exécutant des massages circulaires type Mö Fu avec la pulpe des doigts. Pour trouver les zones de tensions, vous serez guidé par l'état émotionnel de la personne (voir ci-dessus).

Dans certains cas, le massage de l'intestin peut être douloureux. Dans ce cas le massage sera doux au début et la pression sera accentuée au fur et à mesure de la détente.

Pour les massages profonds de l'intestin grêle il est demandé au patient de ne pas trop manger pendant les 24 heures qui précèdent.

A la fin du massage, appuyez avec vos mains à plat sur le ventre et demandez à la personne de les repousser en prononçant le son Ke (Keu). Vous dégagerez ainsi la mauvaise énergie de l'intestin grêle.

9) Massage des poumons

Les poumons sont situés dans la cage thoracique.

Leur fonction est d'assurer l'échange du gaz carbonique et de l'oxygène dans le sang. Ils épurent ainsi le sang des bioxydes carboniques et des toxines gazeuses issues du travail cellulaire dans le corps et ensuite leur rôle est de l'oxygéner en puisant l'oxygène dans l'air inspiré. Ensuite ils envoient ce Qi avec celui provenant de l'alimentation dans tout le corps pour le nourrir.

Les poumons sont des organes Yin liés à l'élément métal. Ils contrôlent la respiration et les voies respiratoires ainsi que la peau.

Technique de massage des poumons

Les poumons étant situés dans la cage thoracique, il est impossible de masser directement ces organes.

Comme dans le massage du cœur, le massage des poumons se fera indirectement par des pressions au niveau de la cage thoracique et par pression au niveau du diaphragme.

Le patient est couché sur le dos. Posez vos mains à plat de chaque côté de la cage thoracique et exercez des pressions sèches et brèves en suivant le rythme respiratoire de la personne massée. Appuyez lors de l'expiration et relâchez à l'inspiration.

Commencez par le haut de la cage thoracique et descendez progressivement vers le bas. Recommencez ainsi plusieurs fois.

Si vous sentez des tensions intercostales massez-les par des mouvements tournants type An Fa avec la pulpe des doigts ou des pouces. Une bonne amplitude du grill costal est nécessaire à une bonne respiration.

Ensuite la personne étant toujours sur le dos placez vos doigts en crochet de chaque côté sous la base inférieure du grill costal et appuyez vers le haut sur le diaphragme à l'expiration et relâchez à l'inspiration. Le diaphragme est un muscle tendu en travers de la base du grill costal qui sépare le thorax de l'abdomen et qui a un mouvement d'ascension à l'expiration et de descente à l'expiration, participant ainsi au mécanime respiratoire. Une bonne détente du diaphragme est donc nécessaire à une bonne amplitude respiratoire. Il est donc important d'assurer le bon fonctionnement de ce muscle par un massage. Il est ainsi possible de soulager nombre de personnes qui souffrent de souffle court et d'essoufflement, ce qui se traduit par une mauvaise oxygénation du sang et donc une mauvaise distribution du Qi dans le corps.

Après le massage des poumons, tapotez avec vos index, vos majeurs et vos pouces réunis en « bec de canard », de chaque côté dans les creux situés au-dessus des clavicules, tandis que la personne prononce le son Si (Zi) en plaçant la langue derrière les incisives. Cela dégage la mauvaise énergie des poumons.

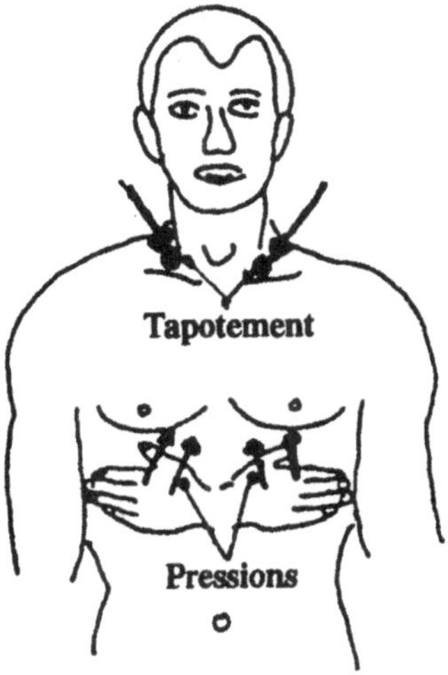

Massage des poumons

10) Massage du gros intestin

Le gros intestin se situe de part et d'autre et au-dessus de l'intestin grêle. Il débute en bas et à droite de l'abdomen faisant suite à l'intestin grêle avec lequel il communique par la valvule iléo-caecale. Le côlon ascendant monte sur la partie droite de l'abdomen puis oblique vers la gauche pour se poursuivre par le côlon transverse qui, à la partie gauche de l'abdomen, oblique lui-même vers le bas pour former le côlon descendant qui descend sur la partie gauche de l'abdomen pour aboutir à l'anse sigmoïde en bas et à gauche qui elle-même communique avec le rectum qui aboutit à l'anus.

Le rôle du côlon est d'absorber l'eau contenue dans les déchets alimentaires issus de l'intestin grêle de façon à former les matières fécales qui seront ensuite excrétées.

Si le côlon est en manque d'énergie il ne fait pas son travail d'absorption ce qui provoque des diarrhées. Au contraire s'il a trop d'énergie il fonctionne en excès, les selles sont alors trop sèches et il y a risque de constipation. Mais cela ne veut pas dire que toutes les diarrhées et toutes les constipations sont dues à un manque ou un excès de Qi au niveau du côlon.

Le gros intestin est un viscère Yang lié comme le poumon à l'élément métal. Une mauvaise élimination par le côlon retentit sur les poumons et par là même sur la peau. Dans les cas d'une peau encombrée de toxines, avec irritations, éruptions cutanées, il sera bon de désencombrer le gros intestin par la technique de massage afin d'épurer le corps. La personne retrouvera alors une peau saine.

Les anciens sages Taoïstes ainsi que les médecins traditionnels chinois ont toujours prêté une importance particulière au gros intestin qui pour eux est le gardien d'une bonne santé de l'organisme par son rôle d'éboueur. C'est pourquoi ils ont toujours veillé à garder un côlon sain et net, par des jeûnes, des lavements, une surveillance diététique. En effet le côlon est plein de replis, de recoins, de circonvolutions, de courbes où s'accumulent des déchets tout au long de la vie. C'est pourquoi il est recommandé d'irriguer le côlon pour décoller ces impuretés qui font du côlon une véritable poubelle. Une diététique alimentaire est nécessaire pour ne pas surcharger ce côlon et le transformer en cloaque immonde qui nuirait à la santé. Le massage profond du gros intestin permet en plus de l'irrigation de décoller et de drainer les impuretés qui y stagnent et ainsi dégager cette espèce d'égoût qu'est le côlon afin de faciliter le transit des matières.

Technique de massage du gros intestin

En premier lieu, le masseur devra palper le gros intestin sur tout le long de son trajet pour trouver les points de blocage et d'encombrement. Le praticien sentira des zones plus dures, comme rétractées, qui bougent peu et parfois douloureuses.

C'est par ces zones « malades » que commence le massage.

Il faudra apporter une surveillance particulière au niveau de la valvule iléo-caecale et de l'anse sigmoïde qui sont les portes d'entrée et de sortie du gros intestin souvent encombrées et douloureuses.

Masser les zones d'encombrement avec la pulpe des doigts par un mouvement tournant du type Mö Fa si elles sont douloureuses puis du type Mö Fu quand elles sont ou deviennent moins douloureuses. En cas de douleurs très importantes, ce qui n'est pas rare lorsque le côlon est très encombré par des amas de déchets, il faut commencer par un massage circulaire superficiel, les mains posées à plat sur le ventre.

Ensuite on utilise la technique Lo Fa sur les points sensibles plus précis, en commençant par utiliser la racine de la paume de la main, puis la pulpe des doigts.

L'alternance de ces techniques permet dans un premier temps de traiter globalement la zone malade, puis d'être plus sélectif et ainsi de décrocher le maximum d'impuretés.

On peut aussi faire des mouvements vibrants en profondeur qui ont l'avantage de bien décoller les impuretés collées dans les recoins de la surface interne du gros intestin. Pour cela, faire une pression plus ou moins profonde avec la pulpe des doigts et faire vibrer les mains de manière régulière.

Il existe aussi des appareils vibrants qui facilitent ce travail. On utilise ce genre d'appareils soit directement sur l'organe, en le déplaçant de place en place, soit en le posant sur le dessus de la main qui masse, créant ainsi des vibrations dans celle-ci, ce qui permet au praticien un meilleur ressenti des effets du massage par lui-même du fait du contact de la main avec la zone traitée.

Une fois les différentes zones de blocages traitées, il faut drainer le gros intestin de façon à permettre une bonne élimination des déchets débloqués. Pour ce faire il faut drainer dans le sens du côlon, c'est-à-dire en commençant à la valvule iléo-caecale, en drainant tour à tour le côlon ascendant, le côlon transverse, le côlon descendant et en terminant par l'anse sigmoïde.

Pour cela il faut poser le tranchant des doigts ou de la main et faire des pressions en poussant les déchets dans le sens du côlon et en déplaçant les mains de place en place, progressant ainsi sur tout le trajet du gros intestin.

Ensuite placez le tranchant externe de la main droite le long du côlon ascendant, la racine de la main en bas de ce dernier puis faire une pression en déroulant progressivement le tranchant de la main depuis sa racine jusqu'au bout de l'index, donc dans le sens du côlon. Faire le même mouvement le long du côlon transverse et du colon descendant. Recommencer cette manœuvre 3 fois, 6 fois ou 9 fois selon les besoins. On draine ainsi les derniers déchets qui encombrent encore le côlon.

Après le drainage, il faut décoller les éventuelles adhérences du gros intestin avec les tissus avoisinants. En effet lorsque le côlon est encombré, il perd de sa mobilité et à la longue le manque d'amplitude dans ses mouvements fait qu'il se produit des rétractions périphériques et des adhérences avec les tissus voisins, ce qui accentue la perte de mobilité et donc son mauvais fonctionnement. Nous entrons ainsi dans un cercle vicieux qui conduit petit à petit à des constipations chroniques et à une intoxication générale de l'organisme par mauvaise élimination.

Commencez par utiliser la technique Na Fa, c'est-à-dire saisir et soulever. Le pouce se place en opposition avec les autres doigts de façon à saisir le côlon et à le décoller des adhérences. Commencez par la valvule iléo-caecale et progressez le long du côlon pour terminer par l'anse sigmoïde. Il est possible également d'exécuter la même manœuvre en exerçant un mouvement opposé des mains de droite à gauche, une main pousse le gros intestin dans un sens alors que l'autre le tire dans l'autre sens.

Ensuite posez le tranchant des deux mains le long du trajet du côlon et imprimez un mouvement alterné des mains de façon à créer un mouvement de vagues. Commencez par le côlon ascendant, continuez par le côlon transverse et terminez par le côlon descendant. Renouvelez l'opération 3 à 6 fois.

Pour terminer posez vos mains à plat sur le ventre et exécutez des mouvements tournants dans un sens et dans l'autre pour faire une relaxation générale des intestins. Il est conseillé en même temps d'imprimer aux mains un mouvement vibratoire.

Massage du gros intestin pour chasser les vents

Le gros intestin peut être encombré non seulement par des déchets organiques mais également par des gaz issus de la fermentation de ces derniers. Lorsque ces gaz sont emprisonnés dans le gros intestin, il faut aider à les dégager. Pour cela exécutez des massages circulaires du type Lo Fa tout au long du trajet du gros intestin depuis le caecum jusqu'à l'anse sigmoïde.

Placez sur le gros intestin la pulpe du majeur sur l'ongle duquel vous appuyez avec l'index pour accentuer la pression et exécutez ainsi de place en place des mouvements circulaires sans frottement. Il est possible aussi d'utiliser la pulpe d'un pouce sur lequel on appuie avec l'autre pouce, ou encore la racine de la paume de la main si les gaz sont nombreux.

Pour terminer la massage du gros intestin, posez vos mains à plat sur le ventre, exercez une légère pression et demandez à la personne de les repousser en prononçant le son Si (Zi) la langue étant placée derrière les incisives. Ceci dégage la mauvaise énergie du gros intestin.

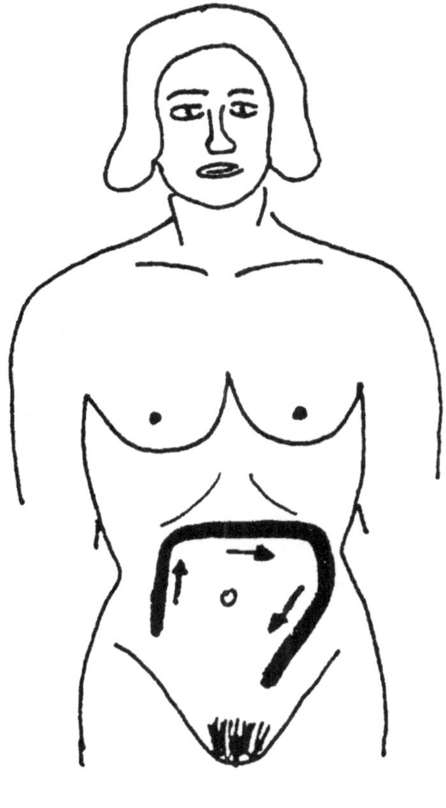

Massage du gros intestin

11) Massage des organes génitaux chez la femme

Le massage des organes génitaux féminins consiste à décongestionner les ovaires, les trompes de Fallope et l'utérus. Ce type de massage est utile chez les femmes ayant des crampes du bas-ventre, des problèmes de syndrome prémenstruel, des problèmes de cycle, de règles douloureuses, de kystes, de fibromes, etc.

Le bas-ventre est chez la femme un carrefour sanguin et énergétique important. Il convient donc de libérer ce carrefour de tout blocage et de toute congestion qui risquent d'entraver la bonne circulation du Qi et entraîner différents problèmes à ce niveau et également des problèmes circulatoires au niveau des membres inférieurs.

Il faut noter que la circulation du Qi est souvent entravée à ce niveau au moment de la ménopause. Le Tuina Nei Tsang sera donc tout indiqué avant et pendant cette période qui quelquefois est un passage difficile pour la femme.

Ce massage a aussi une action bénéfique sur l'équilibre du système hormonal.

Le massage des organes génitaux chez la femme est contre indiqué pendant la grossesse et en période de règles.

Massage de l'utérus

L'utérus se situe entre la vessie et le rectum.

Pour masser l'utérus il faut placer les doigts des deux mains d'un côté de l'utérus et les pouces de l'autre côté et exécuter des mouvements de pétrissage. Du fait de la proximité de la vessie, il est conseillé de demander à la patiente d'aller vider cette dernière avant le massage.

Lors du mouvement de pétrissage le praticien ressentira des zones plus tendues, il conviendra de masser celles-ci avec la pulpe des doigts en tournant vers l'extérieur du corps pour disperser les stagnations d'énergie.

Il convient également de pétrir les tissus voisins qui sont souvent rétractés et peuvent dans ce cas entraîner un mauvais positionnement de l'utérus qui retrouvera naturellement sa place une fois les rétractions enlevées.

Pendant la grossesse, l'utérus remonte dans l'abdomen. Il faut donc s'assurer qu'il a repris sa place après l'accouchement. Dans le cas contraire, il sera nécessaire de pratiquer des manœuvres spécifiques pour le remettre en place.

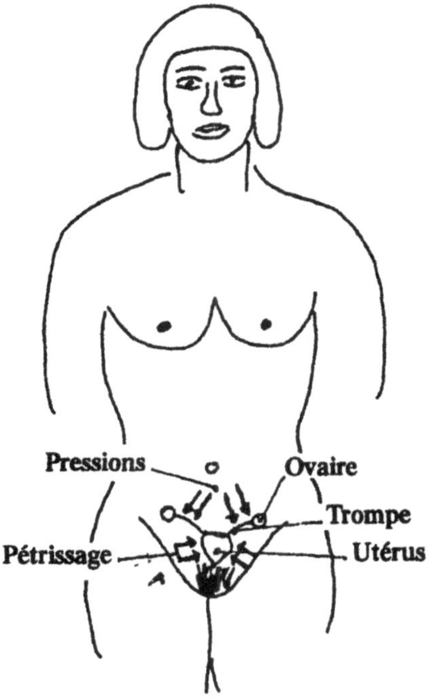

Massage des organes génitaux féminins

Massage des ovaires et des trompes

Les ovaires se trouvent de chaque côté de l'utérus à environ 4 travers de doigts en dehors de sa partie supérieure, les trompes se situant bien sûr entre les deux.

Au moment de l'ovulation, cette région est chaude, entre les ovulations elle est froide. Cette région est dure et gonflée au moment des règles chez les femmes ayant des douleurs menstruelles ou pré-menstruelles.

Il faut commencer par détendre toute cette région qui a tendance à se congestionner facilement. Pour cela posez les mains à plat sur les ovaires et les trompes et massez doucement en tournant dans un sens puis dans l'autre. Faites quelques mouvements vibrants pour décoller les éventuelles adhérences et ensuite masser les ovaires avec le pulpe des doigts en pratiquant une pression plus ou moins importante selon que la région est plus ou moins sensible, le massage ne doit pas être intolérable et toujours à la limite de la douleur.

Je conseille souvent à mes clientes de pratiquer régulièrement un auto-massage du bas-ventre pour entretenir une bonne circulation locale tant énergétique que sanguine. Cet auto-massage consiste à exécuter avec les doigts des mouvements ciculaires en tournant du centre du bas-ventre vers l'extérieur, ceci pendant 2 à 3 minutes plusieurs fois par semaine.

12) Massage de la prostate chez l'homme

La prostate est située juste en dessous de la vessie au niveau du périnée entre l'anus et les testicules.

Cette glande sécrète un liquide qui est l'un des constituants du sperme.

Selon les Taoïstes, l'énergie vitale s'épuise pendant l'éjaculation et il est bon pour un homme de ne pas éjaculer à chaque rapport sexuel pour ne pas épuiser cette énergie vitale (le Jing). Si l'homme éjacule trop souvent, il épuise l'énergie de la prostate qui est obligée de fournir un travail important pour sécréter le liquide prostatique dans lequel se trouvent les spermatozoïdes. Les gonades sont elles aussi obligées de fournir un travail important pour renouveler les spermatozoïdes. Une éjaculation trop fréquente peut créer chez l'homme après cinquante ans des problèmes de prostate ainsi qu'une diminution importante de l'activité sexuelle. Il est donc bon pour l'homme de ne pas avoir d'éjaculations trop rapprochées, ce qui ne veut pas dire qu'il doive s'abstenir de rapports sexuels bien au contraire. Il suffit de contrôler l'éjaculation lors des rapports sexuels, ceci nécessite l'apprentissage d'une technique simple de contrôle que nous évoquerons dans un ouvrage en préparation. Il faut aussi dire que pour les hommes occidentaux orgasme = éjaculation, ce qui est tout à fait dénué de sens. L'homme peut très bien avoir un orgasme sans éjaculation, voire même un orgasme plus long qu'un orgasme éjaculatoire qui ne dure que quelques secondes.

Pour les Taoïstes, une sexualité bien contrôlée et équilibrée est necessaire à une bonne santé tant physique que psychique.

Par contre, si l'homme s'abstient d'éjaculer pendant les rapports, la prostate peut se congestionner. Il convient donc après des rapports sexuels de pratiquer un auto-massage prostatique et testiculaire.

Technique de massage de la prostate

Il faut masser la partie située entre l'anus et les testicules, ceci en pratiquant une pression avec la pulpe des doigts et en pratiquant un massage circulaire dans le sens contraire des aiguilles d'une montre jusqu'à assouplissement de cette région.

Je conseille souvent à mes patients de pratiquer ce massage régulièrement ce qui permet de prévenir les éventuels problèmes prostatiques plus tard. Je leur conseille également de se masser régulièrement les testicules et le canal déférent qui joint les testicules à la prostate.

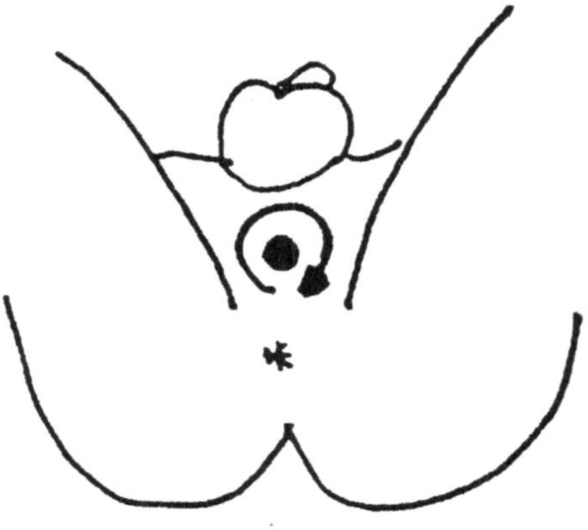

Massage de la prostate

Chapitre IV
Index thérapeutique

Nous allons maintenant étudier le massage à pratiquer pour quelques maladies ou affections courantes. Mais les indications données dans cette partie ne sont que des indications globales qu'il faudra adapter à chaque patient car en Médecine Traditionnelle Chinoise il n'existe pas de maladie à proprement parler. Chaque maladie n'est que le reflet d'un déséquilibre énergétique propre au patient.

Les massages que nous vous proposons pour chaque affection sont à intégrer dans le massage général vu précédemment.

Il ne faut pas non plus penser que Tuina est une panacée universelle. En cas de problèmes trop importants, il faut utiliser d'autres moyens thérapeutiques nécessitant une consultation médicale.

En plus des massages, nous allons conseiller des exercices simples issus du Qi-Gong traditionnel. Ces exercices sont destinés à renforcer les effets du Tuina et à inciter la personne à une prise en charge de sa santé, ce qui est primordial en matière de M.T.C. Ces exercices consistent en des mouvements simples lents et doux, en des exercices respiratoires, en des procédés mentaux de prise de conscience, tout cela étant destiné à accroître la résistance physique et mentale et améliorer la qualité de vie. J'ai tiré ces exercices de l'enseignement qui m'a été transmis par mon Maître Liu Dong et par les Maîtres que j'ai pu approcher en Chine et également d'un ouvrage de référence en matière de Qi-Gong médical : *La mœlle du phénix rouge*.

Les maladies du système osteo-articulaire

Les os et les articulations sont énergétiquement liés aux Reins, à l'élément eau. Dans les atteintes du système ostéo-articulaire c'est donc le Qi du Rein qui sera traité en priorité.

Comme l'élément Eau est lié aux articulations et aux os nous trouverons deux sortes de pathologies principales, les pathologies liées à l'humidité (trop d'eau) et les pathologies liées à la sécheresse et à la chaleur (manque d'eau) que nous pouvons répertorier comme suit :

Les pathologies du système articulaire se manifestent souvent par des blocages articulaires, musculaires ou tendineux. C'est ce que l'on nomme en M.T.C. les Bi.

Dans le *Nei King Su Wen* on lit :

Huang Ti : Comment apparaissent les Bi ?

Tch'i Pai : Les 3 souffles du vent, du froid et de l'humidité arrivent entremêlés. C'est leur conjonction qui donne les Bi.

Nous allons donc trouver plusieurs causes de Bi :

a) Les atteintes par le vent prédominant :

La douleur est erratique, elle change de lieu (comme le vent). Le sujet craint le froid.

Dans ce cas il faut libérer les articulations par la chaleur (massage + moxas) et faire circuler le sang par un massage vigoureux. Quand le sang circule bien, le vent disparaît.

b) Les atteintes par le froid dominant :

Les douleurs sont violentes et localisées, et accompagnées de spasmes. On trouve des contractures aux alentours de l'articulation. La chaleur améliore la douleur. Le patient craint le froid.

Les moxas sont les meilleurs traitements avec le pétrissage des muscles contractés.

3) Les atteintes par l'humidité dominante :

L'humidité est très pénétrante. Les tissus sont gonflés. Le patient note une pesanteur des articulations et une sensation d'engourdissement.

La douleur est améliorée par la pression et la chaleur.

On utilisera donc les massages par pression et chauffants plutôt que le pétrissage.

4) Atteinte par la chaleur dominante :

Les articulations sont rouges et tendues, douloureuses au moindre contact. On note des gonflements péri-articulaires. Le patient recherche la fraîcheur.

Il faut rafraîchir l'articulation (application de glace par exemple ou de compresses fraîches). Le massage sera ponctuel pour ne pas chauffer globalement l'articulation.

Les arthroses

Les arthroses sont en M.T.C des affections liées à l'humidité. C'est d'ailleurs en automne et en hiver, pendant les saisons humides que les rhumatismes articulaires arthrosiques font le plus souffrir.

Il faut donc traiter en faisant sortir l'humidité de l'articulations douloureuse. Pour cela le massage devra chauffer l'articulation et son pourtour. Il faut pratiquer un massage enveloppant avec toute la surface de la main dans un mouvement circulaire type Mö Fa jusqu'à ce que l'articulation et son pourtour soient chauds. Ensuite faire circuler le Qi dans les méridiens qui passent par l'articulation soignée par un massage type Tui Fa.

Le praticien trouvera une aide précieuse en utilisant pour masser un baume rubéfiant comme le fameux baume du tigre qui est en même temps calmant. Il est conseillé d'utiliser les moxas pour faire pénétrer de la chaleur en profondeur. Il est possible pour avoir une action plus profonde d'utiliser des aiguilles à moxa.

Les arthrites

Les arthrites sont des pathologies inflammatoires, donc liées à la chaleur et à la sécheresse.

Il faut donc traiter en évacuant la chaleur. Le traitement de l'articulation ne sera pas global comme dans l'arthrose mais ponctuel.

Qui dit chaleur et sécheresse dit contractures et rétractions. Dans le cas d'arthrite, le système péri-articulaire est rétracté et contracté, tendu et « craquant ». Il faut donc enlever ces contractures et ces rétractions par un massage ponctuel, en commençant par les points les plus douloureux autour et sur l'articulation traitée. Les massages types An Fa et Lo Fa sont les plus indiqués dans les cas d'arthrite. Les moxas sont bien sûr totalement contre-indiqués. Par contre le baume du tigre bien que rubéfiant pourra être utilisé pour ses effets calmants sur la douleur et en fin de traitement et superficiellement car si l'on provoque un effet de chaleur en surface (Biao), il y a par réaction un effet de froid en profondeur (Li), donc au niveau articulaire, ce qui a comme avantage de calmer l'excès de chaleur interne.

Les cervicalgies

Les cervicalgies sont souvent provoquées par un spasme musculaire réflexe, donc en quelque sorte protecteur.

Ce spasme peut survenir à la suite d'une mauvaise position prolongée, mauvaise position sur un oreiller mal adapté pendant le sommeil par exemple. Il peut être dû également à un refroidissemment brusque au niveau du cou, genre courant d'air. Dans ces deux cas nous avons affaire à une réaction du type chaleur, il faut donc disperser la chaleur.

Les cervicalgies peuvent être dues à une atteinte arthrosique des articulations vertébrales. Dans ce cas nous sommes face à une pathologie du type humide et froid, il faut donc amener de la chaleur.

1) Les cervicalgies de type chaleur

Le traitement se fera le patient en position assise, le praticien, étant debout derrière lui, commence par mouvoir le cou du patient en avant, en arrière, sur le côté gauche, sur le côté droit, en rotation gauche puis droite. Ces mouvements étant exécutés sans heurt et d'une manière douce. Ils ont pour but d'étirer progressivement tout le système musculaire et tendineux.

Ensuite il faut masser en utilisant les techniques de pression, malaxage, pétrissage, roulement sur le cou, mais également sur la nuque, les muscles dorsaux et sur les épaules. Ensuite tirer plusieurs fois la mauvaise énergie d'un mouvement rapide de type Tui Fa depuis la base du crâne jusqu'à la pointe des épaules.

Puis pratiquer un massage ponctuel type An Fa sur tous les points situés de part et d'autre de chaque vertèbre cervicale (méridien de la vessie), en tournant vers l'exrérieur du corps pour disperser le Qi qui stagne.

Pratiquer An Fa sur les points 4IG, 11IG, 12IG, 15TR, 14VG.

Pour terminer la séance de Tuina, percuter avec le tranchant des mains depuis la base du cou jusqu'aux épaules et aux omoplates. Recommencer la manœuvre plusieurs fois.

2) Les arthroses cervicales (type humidité)

Les arthroses cervicales sont dues à un affaissement des disques intervertébraux, ce qui peut se traduire par l'apparition de becs de perroquets, d'ossification des ligaments intervertébraux, une perte de souplesse plus ou moins importante de la région cervicale.

Le traitement commencera par des manœuvres douces consistant à détendre le patient.

Passer les dix doigts écartés en dents de peigne dans les cheveux du patient comme pour peigner le cuir chevelu, ceci calme l'esprit. Puis masser tout doucement par un mouvement superficiel le cou, la nuque, les épaules et le haut du dos jusqu'à obtenir une sensation de chaleur et de bien-être.

Pétrir et malaxer les muscles et les tendons des épaules afin de les relâcher.

Pratiquer An Fa sur les points situés de chaque côté des vertèbres cervicales en augmentant la pression au fur et à mesure de l'obtention de la détente et de chaleur (comme pour faire pénétrer progressivement la chaleur).

Puis pétrir les muscles du cou et des épaules avec l'éminence thénar de la main ou avec l'avant-bras.

Rechercher les points douloureux à la pression et pratiquer An Fa dessus.

Pétrir les muscles antérieurs et postérieurs de l'épaule.

Pétrir les muscles de la face interne du bras gauche en descendant vers la main, puis les muscles externes en remontant vers l'épaule. Faire la même manœuvre au bras droit.

An Fa sur 10V, 11V, 20VB, 39VB, 6IG.

Pour terminer la séance : mobiliser les cervicales avec douceur en avant, en arrière, à gauche, à droite, en rotation.

Conseiller au patient de frotter quotidiennement la région cervicale et d'éviter les coups de froid en se protégeant bien le cou par un foulard ou un col montant par temps froid et humide.

Mouvement de Qi Gong pour les cervicalgies

Regarder la lune derrière à gauche et à droite.

En position debout, le corps bien droit, effectuer une rotation de la nuque et de la taille vers la gauche puis vers la droite comme pour regarder la lune qui se trouve à l'horizon derrière soi. Souffler en tournant vers l'arrière et inspirer en revenant vers l'avant. Recommencer 18 fois.

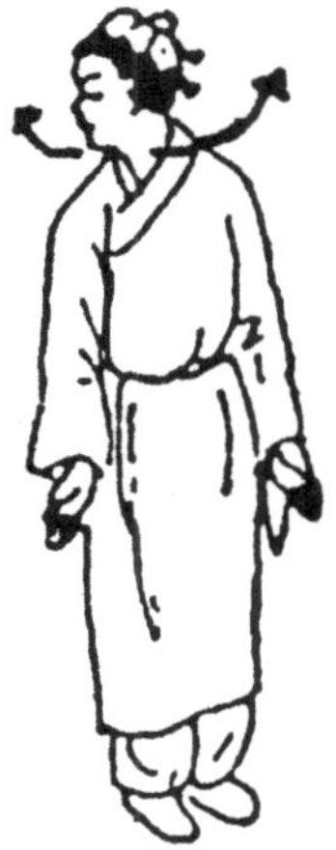

Les périarthrites de l'épaule

Pour la médecine chinoise les périarthrites de l'épaule proviennent d'une insuffisance d'énergie vitale et de sang ce qui entraîne une dystrophie des tendons et des vaisseaux péri-articulaires. C'est une affection qui touche principalement les personnes autour de la cinquantaine, c'est pourquoi en M.T.C. on la nomme « l'épaule de la cinquantaine ».

Pour le traitement le patient est assis sur un tabouret.

Dans un premier temps il faut explorer par un massage doux toute la zone comprise entre la base du cou et l'épaule pour mettre en évidence les contractures musculaires qui seront alors massées en profondeur.

Ensuite se mettre face au patient et poser les pouces sur le point 21VB, situé au-dessus de la clavicule, et les autres doigts de la main derrière les muscles de l'épaule. Exécuter alors un mouvement de pétrissage sur ces muscles. Ce mouvement de pétrissage en même temps que la stimulation du 21VB permet le relâchement musculaire et l'activation de la circulation du sang.

Une fois le relâchement obtenu, exécuter avec le tranchant des deux mains un hachurage doux sur l'épaule et le dos suivi d'un mouvement sec partant de la base du cou jusqu'à l'épaule pour chasser la mauvaise énergie (type Tui Fa).

S'il persiste des zones de tension, faire un massage vibrant sur celles-ci.

Saisir ensuite le bras du malade, le soulever et pétrir le dessous de l'aisselle au niveau du 1C et la partie arrière de celle-ci au niveau du point 9IG et enfin la partie devant l'aisselle. Cette manœuvre permet d'améliorer le fonctionnement articulaire.

Bras du patient levé à l'horizontale, presser le point 15GI pendant quelques minutes (ce point est en général assez douloureux dans les périarthrites). Puis masser toute la partie voisine.

Demander au patient de mettre son bras derrière le dos et masser par un mouvement de roulement la zone de l'omoplate et la partie postérieure de l'épaule.

Prendre ensuite le bras du malade au niveau du poignet et exécuter quelques mouvements de secouement de l'épaule et terminer par une secousse sèche sans que la personne s'y attende, cela dégage les restes de mauvaise énergie.

Faire des mouvements de rotation de l'articulation dans tous les sens avec douceur.

Tapoter l'épaule et le dos avec les poings fermés.

Pour terminer, tirer le Qi dans les méridiens de la face interne du bras et pousser le Qi dans les méridiens de la face externe, ceci 3 à 6 fois.

An Fa sur :
localement 15GI, 14GI, 10IG, 11IG, 16GI, 14TR.
à distance 38E, 57V, 34VB, 11GI.

Les douleurs du coude

Détendre les muscles du bras par malaxage et par massage des points de tensions trouvés à l'examen tout au long du bras.

Massage des points douloureux autour du coude, celui-ci étant en flexion.

Faire des mobilisations douces de l'articulation en flexion-extension et en rotations internes-externes.

Chasser la mauvaise énergie en la tirant vers l'extrémité du membre par des manœuvres du type Tui Fa.

Prendre le membre supérieur par le poignet et faire des manœuvres de secouement.

An Fa sur 11GI, 12GI, 34VB.

Les douleurs du poignet

Massage des muscles de l'avant-bras et des points de tension trouvés à l'examen.

Pression circulaire sur les points douloureux autour du poignet.

Tui Fa sur l'avant-bras depuis le coude jusqu'à l'extrémité des doigts.

An Fa sur 7MC, 6MC, 9P, 8P, 7C, 8C, 5IG, 4TR et à distance 34VB.

Exercices de Qi-Gong pour toutes les douleurs des membres supérieurs ; à faire chaque jour plusieurs fois dans la journée pour activer la circulation du Qi dans les bras.

Au départ les mains sont devant le ventre, doucement lever les bras vers le ciel en montant les mains devant le méridien conception, les retourner vers le ciel et les faire redescendre de chaque côté du corps en revenant au ventre (ramener le Qi du ciel au Dan Tian, situé 3 travers de doigts sous le nombril). Faire 3 fois ce mouvement et recommencer 3 fois dans l'autre sens.

Ensuite frotter l'intérieur du bras gauche de l'épaule vers l'extrémité des doigts et remonter en frottant par la face externe du même bras. Faire cet aller et retour 9 fois. Puis exécuter le même exercice sur le bras droit.

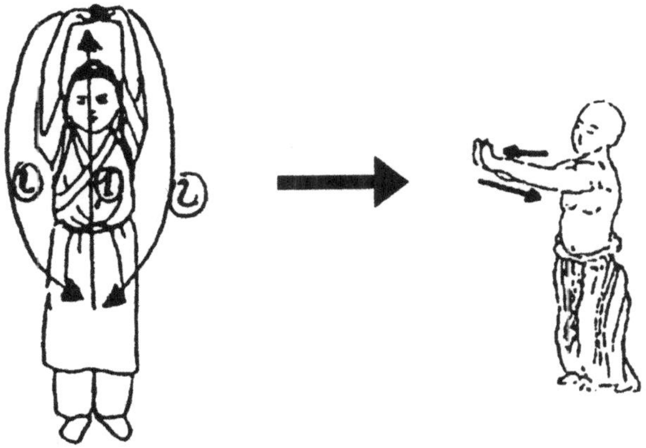

Les douleurs dorsales

Le patient est allongé sur le ventre.
Massage général du dos.

Pression circulaire sur les points douloureux.

Pincement de la peau de chaque côté de la colonne vertébrale et manœuvre de pincer-rouler sur les zones douloureuses et tendues.

Roulement sur les zones de tension.
Percussion le long de la colonne vertébrale en commençant par le haut.

Tui Fa le long de la colonne vertébrale en poussant le Qi vers le haut et en le tirant vers le bas.

An Fa sur les points du méridien Vessie situés le long de la colonne vertébrale.

Les douleurs lombaires

Le malade est en décubitus ventral.

Commencer par échauffer la région lombaire par un massage général de la région.

Avec l'éminence thénar de la paume, presser le trajet situé le long de la colonne vertébrale, depuis la base du sacrum jusqu'aux vertèbres dorsales. Faire cette manœuvre 6 à 9 fois.

Avec les pouces masser chaque point du méridien Vessie situés de part et d'autre des vertèbres lombaires. Puis mettre les pouces en vis-à-vis au niveau du creux lombaire gauche et frotter en sens inverse le long de la colonne vertébrale, un pouce montant et l'autre descendant, 6 à 9 fois. Recommencer sur le côté droit.

Pétrissage des téguments de part et d'autre des vertèbres.

Masser avec les pouces le long du méridien Du Mai, le méridien de la ceinture, en partant de la colonne et en allant vers l'extérieur.

Faire la manœuvre du pincer-rouler sur le ou les foyers douloureux.

Avec la paume des mains, tirer la mauvaise énergie sur les faces postérieures et externes des membres inférieurs depuis la région lombaire jusqu'à l'extrémité des 4ème et 5ème orteils et remonter la bonne énergie sur la face interne depuis les pieds jusqu'aux lombes (3 à 6 fois).

Ensuite presser avec une main la région lombaire et soulever la jambe gauche du patient vers le haut et l'agiter plusieurs fois. Faire la même manœuvre avec la jambe droite. Recommencer la même manœuvre avec les deux jambes à la fois. Puis attraper les chevilles du patient et secouer les deux membres inférieurs en exerçant en même temps une légère traction dans l'axe des jambes.

Le patient se met ensuite en position couché sur le dos.
Faire un massage de la région abdominale pour enlever tous les blocages d'énergie qui peuvent s'y trouver.

Ensuite demander au patient de plier les jambes sur le ventre, le praticien place alors une main sous le sacrum qu'il tire vers le haut et de l'autre main il appuie sur les genoux du patient pour augmenter la décompression de la région lombaire. Exécuter alors des mouvements de rotation des membres inférieurs dans un sens puis dans l'autre.

Puis prendre les chevilles du patient, exécuter des mouvements de flexion extension des membres inférieurs et à la dernière extension exécuter un mouvement brusque de traction.

Tirer ensuite l'énergie le long du méridien Vessie depuis les lombes jusqu'au 5ème orteil et pousser le Qi depuis la plante des pieds jusqu'aux lombes, ceci de 3 à 6 fois.

An Fa sur: 23, 24, 25, 26, 27, 28, 31 et 32 V, 1VG.
A distance: 54V, 62V, 67V, 3IG.

Mouvements de Qi- Gong pour les douleurs dorsales et lombaires

- Regarder la lune derrière à gauche et à droite : il s'agit du même mouvement que pour les cervicalgies expliqué ci-dessus.

- Le dragon noir agite la queue : partir de la position debout, se courber en avant et attraper les gros orteils. Dans cette position faire circuler l'énergie depuis le bas de la colonne jusqu'au sommet de la tête et de là, la faire revenir à son point de départ par le devant du corps. Le Qi circule ainsi le long du méridien gouverneur et conception dans ce que l'on appelle la circulation micro-cosmique, évitant sa stagnation au niveau lombaire.

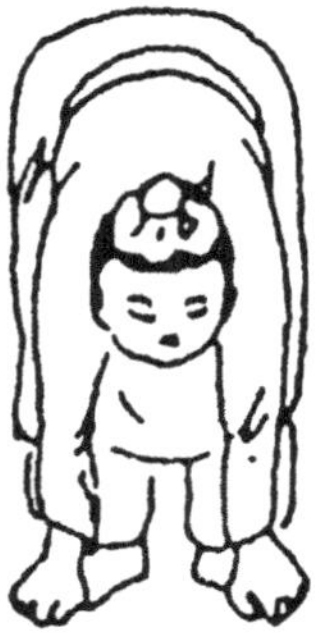

- Chaque matin, pour commencer la journée, frotter vigoureusement les reins (Ming Men, la porte de la vie) pour y réveiller l'énergie et l'empêcher d'y stagner. Puis faire circuler le Qi dans les méridiens des membres inférieurs : masser la face externe des cuisses et des jambes du haut en bas et remonter par la face interne. Faire 3 fois ce trajet.

Douleurs de la hanche

Le sujet allongé sur le ventre, massage de la région lombaire par les manœuvres déjà vues pour les lombalgies. Puis massage de la région fessière par pression circulaire profonde exécutée avec le coude. Cette manœuvre permet de décontracturer les muscles fessiers et principalement le muscle pyramidal situé en profondeur sous les fessiers et s'insérant sur la hanche. Le pyramidal est souvent contracté dans les affections de hanche et son relâchement permet souvent de soulager les douleurs de cette articulation.

Pétrissage des muscles de la cuisse.

Pression et roulement sur les points douloureux autour de l'articulation.

Tirer la mauvaise énergie le long du méridien Vésicule Biliaire depuis la hanche jusqu'au bout du 4ème orteil et pousser le Qi vers le haut dans le méridien Rein (3fois).

Le patient se couche ensuite sur le dos. Faire un massage de la région abdominale et pétrir les muscles antérieurs de la cuisse.

Faire ensuite des mouvements doux de flexion-extension et rotation de la hanche. Puis demander au patient de replier la jambe sur le ventre et faire des mouvements d'ouverture de la hanche vers l'extérieur, pendant que la hanche est ainsi ouverte faire des pressions sur les points douloureux dans l'aine et sur les tendons des muscles situés à ce niveau (adducteurs).

Faire à nouveau circuler le Qi dans les méridiens Vésicule Biliaire et Rein comme précédemment.

An Fa sur : 30VB, 34VB, 11F et 62V, 67V.

Douleurs du genou

Le traitement des gonalgies consiste principalement à détendre les tendons et à malaxer les muscles de la cuisse et de la jambe puis de mobiliser l'articulation.

Il est conseillé de commencer par un massage de la région lombaire, car une détente des lombes favorise souvent une détente de tout le membre inférieur. C'est en effet au niveau des lombes qu'émergent toutes les branches du nerf sciatique qui innervent les membres inférieurs.

Le patient est en décubitus, donc sur le ventre. Commencer alors par un massage lombaire et ensuite malaxer l'arrière des cuisses par des manœuvres type roulement, martellement et tambourinage. Puis dégager les blocages énergétiques éventuels par Mö Fa et Mö Fu suivis de massage type Lo Fa avec la racine de la main.

Exécuter les mêmes manœuvres sur les mollets, en dégageant en plus le Qi par des mouvements de pincements lâchés. Pincer les jumeaux (muscles des mollets) entre les pouces et les autres doigts, tirer vers le haut et relâcher, ceci 3 ou 6 fois.

Masser le creux poplité derrière le genou avec la pulpe des doigts ou avec le pouce par An Lo Fa, mouvements circulaires avec pressions verticales.

Enfin disperser l'énergie sur la partie arrière du membre inférieur par de larges mouvements type Tui Fa, partant de la racine du membre vers les pieds.

Le patient se met ensuite sur le dos et le praticien malaxe le devant des cuisses par des manœuvres de saisir et soulever (Na Fa), des percussions, des pressions (An Lo Fa), de roulement, de pétrissage.

Traiter par pression des pouces (An Fa) les points douloureux tout autour du genou. Si la pathologie est due au froid ou à l'humidité, il est possible de faire des moxas sur ces points douloureux.

Terminer le traitement par quelques mobilisations de l'articulation en flexion et en extension.

An Fa sur: 35E, 10 RP, 54V, 8F, 33VB, 34VB et à distance sur 60 et 62V.

Douleurs des chevilles

Les traumatismes les plus fréquents des chevilles sont les entorses. Une entorse mal soignée au départ peut provoquer une faiblesse de la cheville et donc des entorses à répétition.

Comme pour le traitement du genou, et pour les mêmes raisons, il est conseillé de faire précéder le traitement de la cheville par un massage lombaire.

Masser les muscles des mollets comme décrit dans le traitement du genou.

Masser la voûte plantaire par des frottements circulaires en surface et en profondeur (Mö Fa et Mö Fu) depuis le talon jusqu'aux orteils. Massage des points sensibles par pression circulaire avec le pouce (An Fa).

Masser circulairement les points douloureux autour de la cheville, principalement sur les ligaments, au besoin faire des moxas.

Ensuite débloquer la cheville, pour cela empaumer le talon d'une main et l'avant-pied de l'autre et exécuter des mouvements de flexion extension et tirer brusquement le pied quand le patient ne s'y attend pas. De cette manière, la cheville se trouve étirée et il s'en suit un déblocage, un craquement se fait entendre souvent prouvant que la cheville est bien revenue en position normale.

An Fa sur: 60V, 62V, 40VB, 41E, 5RP et à distance 34VB,67V, 44VB.

Douleurs des orteils

Les avant-pieds sont souvent serrés dans des chaussures plus ou moins bien adaptées à la forme des pieds, particulièrement pour les chaussures féminines. Il s'en suit des déformations plus ou moins douloureuses des orteils, notamment du gros orteil qui forme une bosse latérale couramment appelée oignon et qui porte le nom scientifique d'hallux valgus.

Le traitement va consister à masser toute la plante du pied pour la détendre et à mobiliser les orteils en tous sens.

An Fa sur: les Ba Feng situés à la naissance des orteils de chaque côté des articulations métatarso-phalangiennes, 41 et 42 E, 60 et 62V. Pour l'hallux valgus: 2 et 3 RP, 2F, 60V.

Mouvements de Qi Gong pour les douleurs des membres inférieurs

Le dragon se meut en rond à gauche et à droite:

En position debout, jambes serrées, mettre les mains sur les genoux et les tourner 9 fois vers la gauche puis 9 fois vers la droite. Ainsi sont mobilisées les hanches, les genoux, les chevilles et l'ensemble des articulations des pieds.

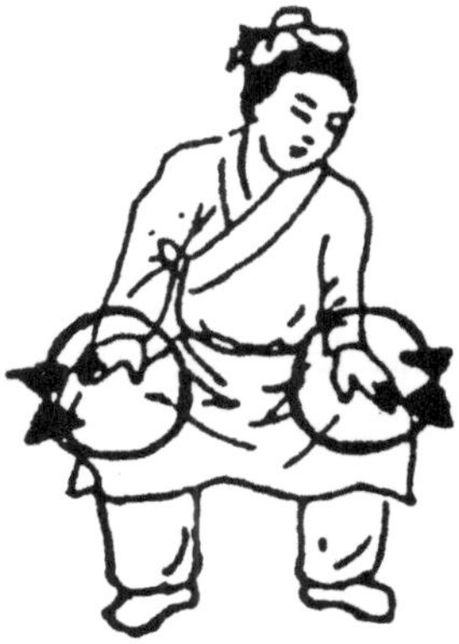

Les maladies du système nerveux

Les maladies du système nerveux sont très complexes, elles se manifestent souvent par des états dépressifs, des anxiétés, des angoisses ou des états d'excitation. Souvent la personne ne se sent pas elle-même, comme on dit elle se sent mal dans sa peau.

L'individu, petit à petit se déprécie, tombe dans l'angoisse quasi permanente. Il est dépassé par les évènements. Il est en proie à de nombreux malaises, et à divers maux organiques.

En réalité on ne peut pas définir exactement « une » maladie du système nerveux, car il y en a autant de sortes que de « malades », chacun a ses propres symptômes, ses propres réactions, ses propres maux, ses propres déséquilibres.

Il ne sert à rien de traiter les symptômes individuellement, de cacher les états d'anxiété, de mal être par des médicaments anxiolytiques, tranquillisants ou anti dépressifs qui ne font que masquer les problèmes de fond. Et c'est là que la M.T.C.

montre souvent sa valeur en traitant avec succès ces malades sans les enfermer dans leurs problèmes, mais en les considérant plutôt dans leur entité corporelle et énergétique et en les aidant à modifier leur état mental responsable des blocages énergétiques dont ils sont atteints.

Il est donc impossible, là plus qu'ailleurs, de décrire un traitement type pour ce genre d'affection. Le massage sera fonction de l'état énergétique de l'individu et des déséquilibres qui s'en suivent, déséquilibres qui répétons-le sont aussi variés que nombreux.

En tout état de cause il faudra toujours calmer l'esprit, « harmoniser le cœur » comme il est dit en M.T.C. et équilibrer les méridiens qui ont subi les frasques de l'esprit.

Je vais donc ici donner des conseils de massage pour calmer l'esprit qui dépend pour la Médecine Chinoise de l'énergie du Cœur et de son adjoint le Maître du Cœur.

Dépression, anxiété, angoisse

L'anxiété et la dépression sont dues d'une part au stress externe et à une fragilité de la circulation du Qi interne.

Le massage général est tout indiqué à la fois pour renforcer l'énergie Wei, énergie défensive et pour faire circuler Yong Qi à l'intérieur du corps. Le déblocage de l'énergie interne se fera en fonction des troubles entraînés par le stress, plus l'attaque de ce dernier est ancien plus les troubles sont importants et plus le traitement par Tuina devra être profond.

Il convient donc de traiter la totalité de la circulation énergétique corporelle, donc de faire circuler le Qi dans tous les méridiens en insistant sur les massages correspondants aux troubles rencontrés qui ne sont pas les mêmes selon les individus. Souvent il est nécessaire par le massage de faire descendre l'énergie qui stagne dans le haut du corps (rumination des idées) vers le bas du corps en pratiquant Tui Fa le long des méridiens qui descendent aux pieds, principalement les méridiens Vessie, Vésicule Biliaire et Estomac.

Le Qi Gong est fortement conseillé pour apprendre à se «blinder contre les agressions stressantes». L'auto-massage quotidien est fortement conseillé.

Le massage général est tout indiqué dans les états de dépression et d'angoisse car il est relaxant et calmant pour le système nerveux. De plus il est équilibrant au point de vue énergétique.

Nous l'avons dit, les nerfs et l'esprit sont sous la directive du Cœur. Il faut donc calmer l'esprit en traitant le Feu du cœur en pratiquant le massage de la tête suivant:

Commencer par un massage du visage avec les mains à plat, masser tout le visage avec douceur, cela apporte détente et sensation de bien-être.

Masser ensuite le front en posant les doigts des deux mains sur la ligne médiane et en tirant vers les tempes (6 fois), ceci chasse les mauvaises idées.

Pratiquer ensuite la méthode dite «le cavalier monte sur la montagne» qui consiste à masser le cuir chevelu avec le bout des doigts et les ongles. Partir de la racine des cheveux et gratter le crâne en progressant vers la nuque, ceci calme l'esprit et le feu du foie et de la vésicule biliaire. Faire cette manœuvre 3 à 6 fois.

Faire des pressions avec les pouces sur les tempes, ceci 9 fois vers l'arrière, faire de même sur le point 20 VB situé 2 travers de doigts au-dessus de l'oreille puis sur le point 12 VB situé a la base du crâne 2 travers de doigts derrière l'oreille.

Avec la paume des mains replier les oreilles du patient en avant, bien presser dessus pour les boucher et « battre 9 fois le tambour céleste », ceci consiste à placer les index sur les majeurs et d'un mouvement sec faire glisser les index sur les majeurs de façon qu'ils viennent frapper le crâne, ceci calme l'esprit et chasse les mauvaises pensées.

Après ce massage de la tête, le patient est dans un état de calme et de détente. Continuer alors par le massage général en traitant les désordres engendrés par le dérèglement du système nerveux.

Ajouter le traitement des points suivants par An Fa : 20VG, 3C, 3F, 17VC, 6VC.

19TM, 5TR, 6MC, 9C, 10TR, 38VB, 40VB (redonne joie et gaîté) 21Conception (en cas de boule dans la gorge).

L'insomnie

En M.T.C. on distingue plusieurs sortes d'insomnies qui relèvent chacune d'un dérèglement énergétique différent. Nous traiterons ici des deux principales formes d'insomnies : l'insomnie due au trop-plein de chaleur au Cœur et l'insomnie due à trop de feu au Foie.

a) L'insomnie par trop de chaleur au cœur

Dans ce type d'insomnie, le malade a du mal à s'endormir, il pense de trop, il rumine ses pensées. Il transpire la nuit.

L'explication énergétique est que le Cœur et le Rein sont désaccordés. Le Cœur a trop de feu et sa chaleur ne diminue pas dans la soirée car l'Eau du Rein n'éteint pas le Feu du Cœur. Au contraire c'est le Feu qui chauffe l'Eau et celle-ci s'évapore.

Le traitement va donc consister à faire descendre le Feu du Cœur et à nourrir le Rein pour éteindre le Feu du Cœur.

Masser la tête comme vu précédemment pour harmoniser le Cœur.

Masser les oreilles du haut vers le bas en tirant légèrement sur les lobes, ceci nourrit le Rein (9 ou 12 fois).

Battre le Tambour céleste comme vu précédemment pour nourrir le Rein et calmer le Cœur.

Faire descendre le Qi qui stagne dans la tête (rumination des idées) en pratiquant Tui Fa le long du méridien Vessie et remonter le Qi terreste en pratiquant Tui Fa le long du méridien Rein, depuis la plante des pieds jusqu'au Ming Men (au creux lombaire). Faire cette manœuvre 6 à 9 fois.

Plus massage général selon les déséquilibres.

An Fa sur 9C, 6R, 62V, 10TR, 19TM.

b) L'insomnie par trop de feu au Foie

Dans ce cas le malade n'a pas de mal à s'endormir, mais il se réveille dans le courant de la nuit vers 3h du matin (heure de plénitude du Foie) et ne peut pas se rendormir avant 5h ou 6h du matin. Il a tendance à la colère ; il a souvent la bouche sèche, il fait facilement des cauchemars, il est souvent fatigué et a des cernes bleuâtres sous les yeux, le bord externe de ses mains est plus ou moins rouge.

Le traitement va consister à nourrir le Yin dans le foie pour éteindre le feu.

Il est demandé au malade de prendre garde à son alimentation et de se nourrir légèrement pendant toute la durée du traitement, jusqu'à ce que tout soit rentré dans l'ordre. Eviter l'alcool, supprimer le café, éviter les aliments du Type Feu : piments, poivre, etc.

Masser plusieur fois le méridien Vésicule Biliaire sur la tête depuis les tempes jusque derrière les oreilles. Masser par An Fa les Points 1VB, 20VB, 12VB.

Tirer la mauvaise énergie du Foie et de la Vésicule Biliaire en tirant légèrement les cheveux du patient.

Disperser le Point 17VC (entre les deux seins) par An Fa dans le sens contraire des aiguilles d'une montre.

Descendre le Qi le long du méridien Conception.

Masser le foie organe pour en sortir le Feu.

Masser le méridien Foie vers le bas. Ainsi que celui de la Vésicule Biliaire.

An Fa sur 3F, 8F, 14F, 4RP, 40VB, 38VB, 12VB.

Mouvements de Qi-Gong pour les maladies nerveuses

Assis en tailleur, yeux fermés mettre les mains sur les genoux et faire le calme intérieur en soi-même pendant quelques minutes en essayant de ne plus penser à rien. Puis se masser le visage et pratiquer « le cavalier monte sur la montagne » et « frapper le tambour céleste » comme décrit ci-dessus.

Je conseille aux personnes nerveuses de pratiquer régulièrement le Qi-Gong en apprenant d'abord avec un Maître. Ainsi elles apprendront à maîtriser leurs émotions et à maintenir en elles un bon équilibre énergétique et donc nerveux. Il suffit pour s'en convaincre d'observer le calme des Chinois qui eux pratiquent le Qi-Gong chaque matin.

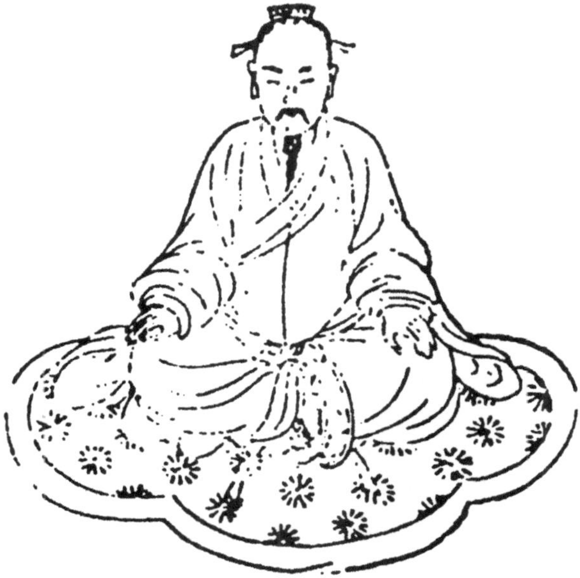

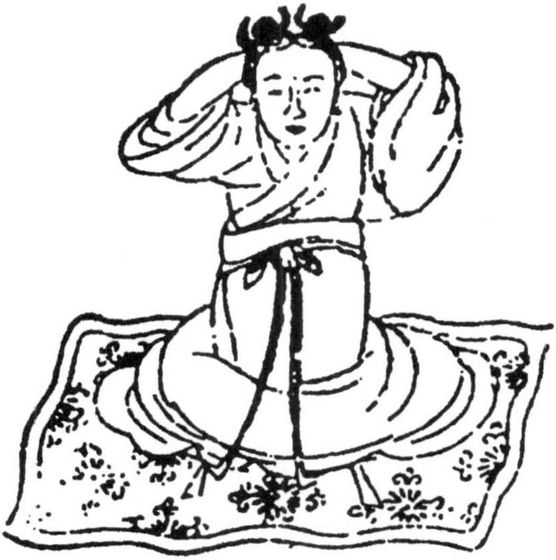

Les maladies du système respiratoire

La bronchite

La toux et les crachats sont les deux signes essentiels de la bronchite installée. Mais à son stade de début, la toux est sèche. On peut donc penser à une maladie du type froid-sec qui atteint le Poumon, l'humidité apparaît ensuite en réaction à la sécheresse.

Il va donc falloir sortir le froid des poumons par un massage vigoureux de la poitrine pour créer de la chaleur au niveau de la cage thoracique et ainsi réchauffer les poumons. Demander ensuite au patient allongé sur le dos de prendre une respiration ample et profonde. Pendant la phase expiratoire, comprimer la cage thoracique les mains posées bien à plat de chaque côté du thorax (6 à 9 fois) ceci permet de dégager la mauvaise énergie. Tandis que le patient continue sa respiration profonde, mettre les doigts des deux mains en crochet sous les côtes et comprimer le diaphragme à l'expiration (6 à 9 fois).

Puis mains en forme de ventouse pratiquer le martellement du bas de la poitrine vers le haut pour aider le patient à dégager les crachats et donc la mauvaise énergie.

Tirer la mauvaise énergie par le méridien du Gros Intestin en massant ce dernier (Tui Fa) du haut du bras vers la main et pousser le bon Qi dans le méridien du Poumon du pouce vers le haut du bras.

Puis le patient s'allonge sur le ventre, pratiquer le martellement de la partie postérieure de la cage thoracique avec les mains en forme de ventouses, cela aide à l'expectoration et au dégagement de la mauvaise énergie. Dans les cas sévères il est conseillé d'appliquer des ventouses dans le dos pour attirer le sang en surface et le Qi défensif en profondeur donc dans les poumons et les bronches.

An Fa sur : 12V, 13V, 14VG, 7P, 4GI, 36V.

Rhume et sinusite

Dès l'apparition des premiers éternuements, il faut nourrir le poumon en massant vigoureusement les ailes du nez par des mouvements alternés faits avec la base des pouces placés de chaque côté du nez. Masser les oreilles pour relancer l'énergie vitale qui siège aux reins.

Massage vigoureux de la poitrine pour réchauffer les voies respiratoires avec application de baume du tigre qui par ses principes actifs va dégager le nez et les voies respiratoires ainsi que les sinus.

An Fa sur : 20GI, 1V, 4GI, 7P.

Maux de gorge, angine

L'angine est l'inflammation de tout le fond de la gorge et notamment des amygdales.

En M.T.C., pour soigner l'angine il faut réchauffer la gorge. Il est conseillé de porter 24h sur 24 un foulard de soie autour du cou.

On appliquera un massage local type Lo Fa avec la pulpe des doigts.

On fera circuler le Qi dans les méridiens du Poumon et du Gros Intestin.

An Fa sur 11P, 4GI, 45E.

Si l'angine est trop importante, il convient de consulter le médecin car alors un traitement anti-infectieux est nécesssaire.

L'asthme

Il s'agit d'une gêne respiratoire due à une constriction des bronches, donc à un blocage du Qi à ce niveau.

Il sera pratiqué Tuina des poumons, du gros intestin.

Faire circuler la Qi dans les méridiens Poumon, Gros Intestin et Foie.

An Fa des points Yu poumon (13V), 17VC, 17VC, 7P, 6MC.

Mouvements de Qi-Gong pour les voies respiratoires

Massage des ailes du nez avec la base des pouces.

Faire le bec de canard en joignant à chaque main les index, les majeurs les pouces. En croisant les bras tapotez avec les becs de canard le creux qui se trouve au-dessus des clavicules, ce qu'on appelle les salières. Ceci renforce le Qi des poumons et aide à le faire circuler. Cet exercice sera exécuté chaque matin pendant 3 minutes et répété 1 minute de temps en temps dans la journée. A la fin de l'exercice tapotez le creux sus-claviculaire en prononçant le son Si (Zi) pointe de la langue placée derrière les incisives, cela dégage la mauvaise énergie des poumons et des bronches.

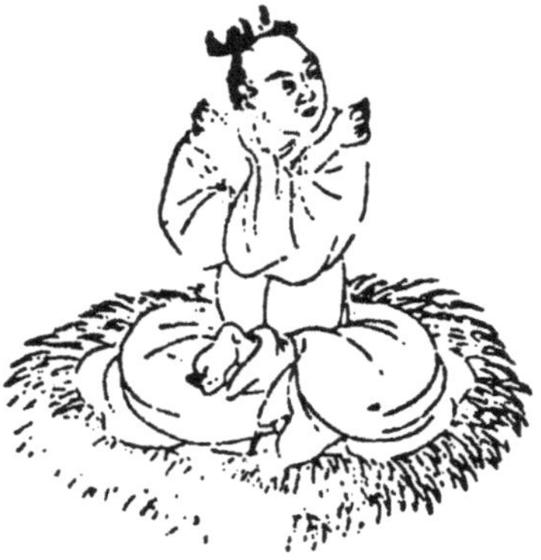

Les maladies du système digestif

Le système digestif commence par la bouche se continue par l'œsophage, l'estomac, les intestins pour se terminer à l'anus. Mais y sont rattachés, pour leur participation à la digestion, le foie, la vésicule biliaire, la rate et le pancréas.

La digestion proprement dite est dirigée selon les lois énergétiques de la M.T.C. par la rate et l'estomac.

Dans tous les problèmes digestifs il faudra donc traiter le Qi de la rate.

Les gingivites, aphtes et glossites

Les gingivites sont des inflammations des gencives qui se traduisent par des gonflements douloureux des gencives qui peuvent quelquefois se mettre à saigner.

Les glossites sont des inflammations de la langue qui se traduisent elles aussi par des gonflements ou par des fissures douloureuses.

Les aphtes affectent principalement l'intérieur des joues. Ce sont des petites ulcérations des muqueuses buccales.

Ces trois sortes d'affections sont le plus souvent liées à des problèmes digestifs. Il conviendra donc de traiter ces problèmes digestifs pour soigner ce genre d'affections.

Il faut permettre la bonne circulation dans les méridiens Rate-Pancréas et Estomac par un Tuina de leurs trajets.

An Fa sur : 23VC, 6E, 4GI, 45E.

Gastralgies

Les gastralgies se traduisent en général par des crampes, des brûlures, des aigreurs. Elles peuvent s'accompagner de renvois, d'aérophagie, voire même de vomissements plus ou moins acides (remontée anormale du Qi de l'estomac).

De nombreuses gastralgies sont liées au système nerveux. Il faut donc calmer ce dernier pour traiter les gastralgies.

On commence donc par « harmoniser le cœur » par un massage de la tête (voir les maladies du système nerveux).

Ensuite on traite l'estomac par un massage de l'organe afin d'en dégager la mauvaise énergie.

Massage des méridiens Estomac de l'organe vers les pieds et du méridien Rate-Pancréas des pieds vers l'estomac.

An Fa sur: 15VC, 12VC, 36E, 45E, 4RP, 21V.

Constipation

La constipation est caractérisée par l'absence de défécation pendant un temps excédant 48h.

En M.T.C. on distingue en général 4 grandes causes de constipation:

a) Chaleur sécheresse à l'estomac et aux intestins

Les selles sont sèches et dures, accompagnées d'agitation et de vertiges et de sécheresse à la gorge.

b) Stagnation du Qi au gros intestin

Le gros intestin fait trop son travail d'absorbsion de l'eau et les selles sont trop sèches, la personne souffre d'éructation et de douleurs aux hypocondres avec gonflement du ventre.

c) Déficience de Qi et de sang au niveau du gros intestin

La personne présente des palpitations avec essouflement, de l'hypotension.

d) Atteinte par le froid externe

On retrouve des douleurs abdominales, des selles difficiles mais présentes, une coloration des urines et une chaleur au niveau des extrémités.

On peut diviser la constipation en deux grandes catégories : la constipation atonique due à une insuffisance de la fonction du colon et la constipation spasmodique due à une contraction exagérée du colon.

Dans tous les cas le traitement consistera en un massage du colon. Massage circulaire autour du nombril. En ajoutant selon le cas un massage spécifique à savoir :

Dans le cas de sécheresse de l'estomac et des intestins : massage du type Tui Fa depuis l'estomac jusqu'au bord externe de la jambe, Mö Fa sur le colon descendant en descendant jusqu'à la hanche. An Fa sur 25E, 21VB.

Dans le cas de stagnation du Qi : Mö Fa sur la région allant de l'estomac au point Mo de la Rate en suivant le bord inférieur du grill costal gauche. An Fa sur 36E, 18 et 19V, 14F, 34VB, 3F.

Dans le cas de déficience de Qi et de sang : massage de l'arrière du genou au niveau du creux poplité en descendant jusqu'au milieu des mollets (57V). An Fa sur 57V, 6VC, 20 et 21V.

Dans le cas d'atteinte par le froid pervers : massage de la partie inférieure de l'abdomen, An Fa sur 25V, 23V, 4VC.

Ajouter :

dans le cas de constipation atonique : An Fa sur 1GI, 4GI, 11GI, 25E ;

dans le cas de constipation spasmodique : An Fa sur 6Mc, 9RP, 2GI, 4GI.

La diarrhée

On distingue 3 grandes causes de diarrhées :

a) Atteinte par le froid humide

Les selles sont très liquides mais sans odeur forte. Le malade a mal à l'estomac, éructe, son teint est pâle, ses extrémités sont froides.

Le traitement consistera en un massage tonifiant des méridiens Rate et Gros Intestin (Tui Fa). Massage circulaire type Mö Fu sur le ventre dans le sens contraire des aiguilles d'une montre.

b) Atteinte par la chaleur humide

Les selles sont jaunes et très odorantes. Le malade souffre de l'abdomen, a soif et urine peu, ses urines sont foncées.

Dans ce cas il faut tonifier le méridien de la Rate par Tui Fa. Pratiquer un massage circulaire type Mö Fu sur le ventre dans le sens contraire des aiguilles d'une montre. An Fa sur 25E et 27V.

c) Indigestion par manque de Qi de la Rate

Les selles sont verdâtres et très odorantes. Le malade souffre de l'abdomen qui est distendu, de nausées et de vomissements.

Il faut tonifier le méridien de la Rate par Tui Fa pousser du bas vers le haut (sens du méridien) et disperser celui du Gros Intestin par Tui Fa tirer du haut vers le bas (sens contraire du méridien). Mö Fu sur le ventre dans le sens contraire des aiguilles d'une montre. An Fa sur 25E.

Dans tous les cas on peut pratiquer An Fa sur 37E, 6R, 23V, 4RP, 6RP.

Les hémorroïdes

Massage du ventre et massage du méridien Gouverneur.

An Fa sur 57V, 1VG, 28V, 1RP.

Mouvements de Qi-Gong pour les maladies digestives

Regarder la lune à gauche et à droite.

Debout, les bras le long du corps, tourner la tête à gauche, puis quand le menton arrive à l'épaule tourner le thorax, ne pas tourner le bassin et regarder la lune loin derrière. Revenir à la position de départ et recommencer à droite. Faire cet exercice 3 à 6 fois de chaque côté.

Pousser le ciel et la terre (fortifier la Rate et l'Estomac).

Les deux mains sont devant le ventre. Lever la main gauche vers le ciel et en même temps baisser la main droite vers le sol. La main gauche pousse le ciel et la droite pousse la terre. Ramener les deux mains face à face jusqu'au ventre et inverser le mouvement. Recommencer 3 à 6 fois.

Ces deux exercices font partie d'un enchaînement de Qi-Gong appelé les huits pièces de brocard.

Massage quotidien du Dan Tian jusqu'à sensation de chaleur interne.

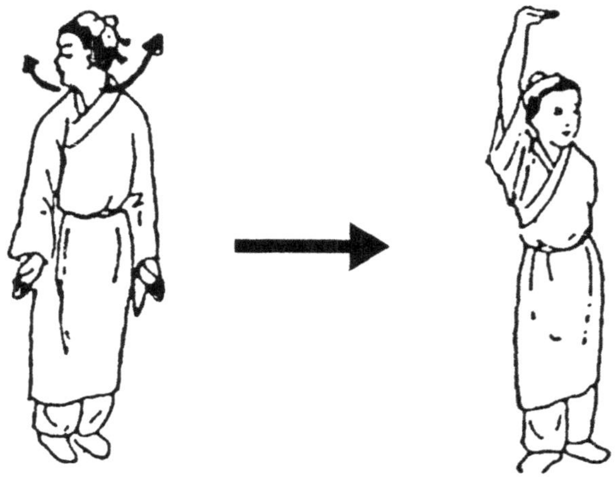

Les maladies du système hormonal et sexuel

Troubles des règles

Nous regroupons ici les différents troubles que nous pouvons rencontrer que ce soient les manques de règles, les insuffisances, les irrégularités, les cycles longs, les cycles courts, les règles douloureuses, etc.

Le traitement se fait surtout par le massage au niveau du ventre et du dos.

Le massage du ventre se fait par des manœuvres douces d'effleurements circulaires type Mö Fa suivies de pressions verticales (An Fa) aux endroits où l'on sent des blocages d'énergie. Le but est de réchauffer les méridiens qui passent par le ventre et de disperser le froid. Mais attention le massage est contre-indiqué pendant la période des règles.

Pendant que la personne est en décubitus, on active la circulation du Qi dans le méridien conception par un massage mains à plat (Tui Fa) et l'on exécute des cercles (Mö Fa) autour des seins ce qui a pour but d'activer et d'équilibrer le système hormonal. On peut aussi activer la circulation du Qi le long des méridiens Rate-Pancréas, Foie et Estomac.

Le massage du dos consiste à chauffer les reins au niveau de la colonne lombaire car c'est au Ming Men (la porte de la vie) que siège le Jing l'énergie de base qui active les organes sexuels. Le massage de cette région permet donc de débloquer cette énergie essentielle pour permettre le bon fonctionnement des ovaires et des organes. Il est bon également de pratiquer Mö Fa le long du méridien Gouverneur, ainsi que le long des méridiens Rein et Vessie. On peut également utiliser le marteau « fleur de prunier »[2] sur la région lombo-sacrée.

En cas d'irrégularité des règles, de douleurs, de dysménorrhées :

An Fa sur 5VC, 6RP (fait venir les règles), 29E (points gynécologiques), 34VB, 2F, 4RP et 10 RP (en cas de cycle court).

En cas d'hémorragie : An Fa sur 3RP, 4RP.

En cas d'absence de règles ou aménorrhée : massage par pression sur les ovaires (sans faire mal) et An Fa sur 26 et 27V, 7VC et 6RP.

2. Petit marteau muni de petites aiguilles que l'on tapote sur une région pour y activer la circulation du Qi.

Mastites et mastoses

Les mastites sont des inflammations des glandes mammaires, les mastoses sont des gonflements plus ou moins douloureux des seins qui se produisent le plus souvent avant les règles. Il est bon si ces symptômes persistent en dehors de ces périodes de consulter et de faire une investigation par mammographie.

Le massage peut soulager ce genre d'inconvénients dans la période pré-menstruelle.

Massage des seins par effleurements circulaires et rythmés afin d'obtenir une sensation de vibration. Cette manœuvre se fait du centre, du mamelon vers la périphérie du sein, ceci pour dégager le Qi qui y est bloqué, puis continuer par des manœuvres de malaxage et de refoulement le plus doucement possible, en partant de la base du sein et en remontant vers le mamelon, la main entoure le sein avec les doigts et pressent de chaque côté vers le centre (9, 12 ou 18 fois). Ensuite il faut disperser l'énergie ainsi dégagée vers la périphérie du corps en massant vers les épaules et vers les côtes.

Massage des méridiens Conception et Gouverneur.

Les mastites et les mastoses étant souvent liées à des problèmes hormonaux, il faudra également pratiquer un massage au niveau des organes sexuels (ovaires, utérus, etc.) au niveau du bas-ventre.

Ajouter An Fa sur 17VC, 14F, 17, 18 RP, 23R, 15E (situés à proximité du sein) et à distance : 34E, 8IG.

Leucorrhées (pertes blanches)

Tuina au niveau du bas-ventre par pressions verticales douces, massage des méridiens Foie, Reins et Vessie (Tui Fa).

An Fa sur 27VG, 2F, 34VB.

Ménopause et pré-ménopause

Les périodes de pré-ménopause et de ménopause sont des périodes qui sont quelquefois des caps difficiles à passer pour certaines femmes qui présentent des troubles tels que bouffées de chaleur, vertiges, insomnie, nervosisme, fatigue, lombalgie, décalcifications, etc. Ces troubles sont souvent dûs à une mauvaise circulation énergétique qui souvent monte trop vers le haut du corps et stagne dans la tête d'où les bouffées de chaleur, puis redescend brusquement d'où les vertiges.

Le but du Tuina va donc être de stabiliser la circulation du Qi qui est quelque peu anarchique.

On commence par un massage des points situés de part et d'autre de la colonne vertébrale depuis la tête jusqu'au sacrum.

Massage des méridiens descendants (type Tui Fa) afin de faire descendre le Qi vers le bas.

Massage des méridiens Reins et Vessie pour régulariser la circulation du Qi dans la partie inférieure du corps.

Massage du méridien Gouverneur pour régulariser le Yang.

Massage des méridiens Cœur et Maître Cœur pour régulariser le système nerveux.

Puis le patient se met en position couché sur le dos et l'on masse la tête de façon à calmer le système nerveux et à en dégager l'énergie en excès (voir chapitre massage de la tête dans le massage général).

Massage du ventre et des organes génitaux et des seins pour régulariser le système hormonal.

Massage du méridien Conception (régularisation du Yin), du méridien Foie, Rate-Pancréas, Estomac pour régulariser la circulation du Qi dans le bas du corps et au niveau des organes génitaux.

Mouvements de Qi-Gong pour les troubles hormonaux et la ménopause

Il existe tout une série de mouvements de Qi-Gong nommé Yan Tai Gong ou Qi-Gong de la femme que de nombreuses Chinoises exécutent régulièrement, mais ce Qi-Gong demande un apprentissage avec un Maître pour bien l'exécuter, c'est pourquoi nous ne faisons que le signaler ici. Toutefois il existe un auto-massage facile à réaliser soi-même qui régularise le système hormonal de la femme :

Assise en tailleur, bien se détendre, ne plus penser à rien et se concentrer sur le mouvement que vous exécutez. Poser les mains à plat sur les seins, doigts vers l'intérieur. Masser les seins par des mouvements circulaires vers l'extérieur (9 fois). En même temps sentir l'énergie monter à la tête jusqu'à l'hypophyse, à la fin du mouvement la faire redescendre jusqu'aux organes génitaux que vous sentez alors chauds. Recommencer 3 fois.

Ensuite masser de la même manière le bas-ventre et le sexe en faisant circuler le Qi vers la tête et en le faisant redescendre jusqu'aux organes génitaux, comme précédemment.

Cet exercice est à exécuter au moins 2 fois par semaine, mais peut aussi être fait tous les jours.

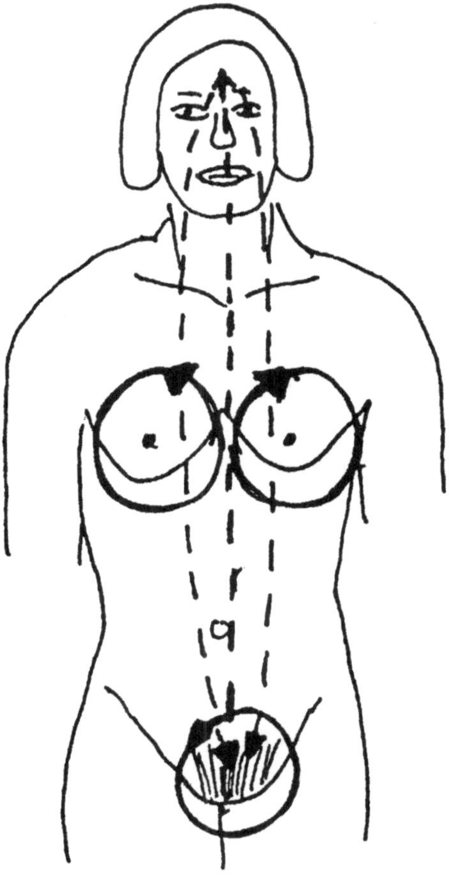

Massage pour les troubles hormonaux et de la ménopause

Prostatites et adénomes prostatiques

Les prostatites sont des inflammations de la prostate qui peuvent se traduire, si aucun traitement n'est mis en œuvre, par une infection pouvant atteindre l'urètre et la vessie. Un traitement antibiotique est alors nécessaire.

L'adénome, lui, est une augmentation de volume de la prostate et une induration d'une partie plus ou moins grande de la glande.

Dans le cas de la prostatite, il va falloir éteindre le feu au niveau de la prostate par un massage doux et dispersant de la prostate elle-même et par une stimulation des méridiens Reins et de la Vessie (élément Eau). La phytothérapie anti-inflammatoire doit absolument être mise en œuvre le plus tôt possible.

Le Tuina a un intérêt majeur principalement face à l'adénome prostatique, appelé communément « prostate ».

Il consiste en un massage profond, doux et progressif de la prostate afin de disperser le Qi qui y stagne.

Il faut ensuite disperser cette énergie par un massage du méridien Vessie du haut vers son extrémité podale.

Il faut également relancer l'énergie dans le méridien Rein et le méridien Foie, ainsi que dans les méridiens Gouverneur et Conception.

Massage de la zone réflexe de la prostate située sous la malléole interne de chaque pied.

An Fa sur : 23V, 34V, 35V, 5VC, 11R.

Mouvements de Qi-Gong pour la prostate

Massage quotidien du Dan Tian et du Ming Men.

En position assise, masser avec la main gauche le Dan Tian 36 fois dans le sens des aiguilles d'une montre tandis que vous massez les testicules avec la main droite. Sentir l'énergie monter le long de la colonne vertébrale et redescendre par devant jusqu'aux testicules (9fois).

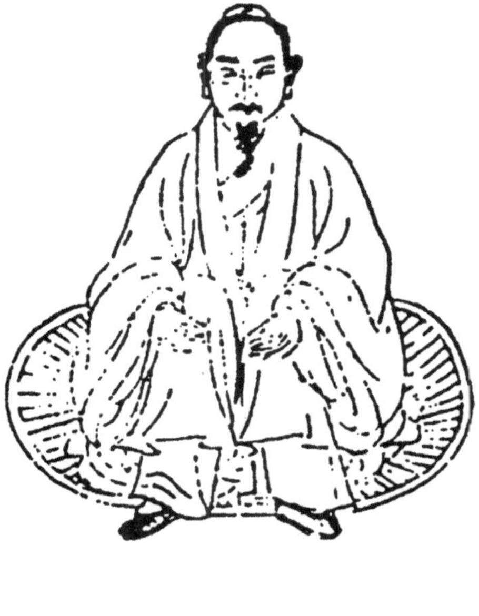

Impuissance et frigidité

Les Taoïstes considèrent que les glandes sexuelles sont des fourneaux où brûle le feu. Pour que le feu y règne, il faut que ces glandes soient convenablement approvisionnées en bois. Pour que le système sexuel fonctionne correctement, il est nécessaire qu'il soit alimenté par l'énergie du Foie (bois). Il convient donc de stimuler par le massage le méridien Foie. Il faut également que le fourneau par lui-même soit construit en briques de terre réfractaire solides, il y a donc lieu de stimuler le méridien Rate-Pancréas (terre). D'autre part l'énergie de base de la sexualité se situe au niveau des reins, il faut donc stimuler le Ming Men en le chauffant par un massage vigoureux. Le feu doit être régulé pour consommer le bois avec juste mesure. Si le feu est éteint, l'esprit n'y est pas, il faut l'allumer; pour ce faire masser vigoureusement le méridien Cœur pour le stimuler. Si au contraire le feu est trop vif, le bois brûle trop vite, il faut alors réduire le trop de Qi au Cœur en dispersant le méridien Cœur et Triple Réchauffeur, car dans ce cas l'esprit est trop vif.

Dans le cas d'impuissance:
An Fa sur: 30E, 4VC, 24V, 7R, 34VB, 60V, 3F.

Dans le cas de frigidité:
An Fa sur: 7R, 27VC, 28VC, 3VG, 4VC, 45E, 29E.

Mouvements de Qi-Gong contre l'impuissance

Massage quotidien du Dan Tian (2 doigts sous le nombril) et du Ming Men (creux lombaire).

En position assise, masser avec la main gauche le Dan Tian 36 fois dans le sens des aiguilles d'une montre tandis que vous massez les testicules avec la main droite. Sentir l'énergie monter le long de la colonne vertébrale et redescendre par devant jusqu'aux testicules (9 fois).

Mouvements de Qi-Gong contre la frigidité

Massage des seins, sentir l'énergie monter en haut jusqu'à la tête et redescendre jusqu'au sexe (6 fois).

Ensuite avec la main droite masser le Dan Tian 36 fois dans le sens contraire des aiguilles d'une montre, tandis que la main gauche masse le sexe et principalement le clitoris. Sentir l'énergie monter le long de la colonne vertébrale et redescendre au sexe par le devant du corps (9fois).

Contre l'impuissance et la frigidité il existe des plantes qui renforcent le tonus sexuel :

- le fameux Ginseng, mais attention qu'il s'agisse de Panax Ginseng, car les autres Ginseng n'ont pas les mêmes vertus ;
- le Shi-Ta-Ké ;
- le Shisendraé.

Les maladies du système circulatoire

Les problèmes de la circulation de retour

Les problèmes de circulation de retour que nous pouvons rencontrer sont essentiellement des problèmes touchant les veines. Cela peut aller de la simple dilatation capillaire à la dilatation veineuse (varice) jusqu'à l'obturation veineuse par un caillot (phlébite), mais aussi des phénomènes de gonflement des jambes et des sensations de jambes lourdes.

Le sang (Xue) est un liquide nourricier. En tant que liquide, il dépend du Qi des Reins, du point de vue de sa fonction nourricière, il dépend du Qi de la Rate qui est responsable de de sa constitution en globules rouges et blancs et du Qi du foie qui est son épurateur et le débarrasse de ses toxines. Il dépend aussi du Qi du poumon qui le réoxygène. Et enfin il dépend du Qi du cœur qui lui permet sa circulation en tant que pompe mais également en tant que responsable des vaisseaux qui dépendent de l'organe cœur.

Nous voyons déjà que les maladies veineuses nécessitent de la part du praticien une étude énergétique précise du malade, pour déterminer l'origine du déséquilibre du Qi.

Le Tuina face aux troubles de la circulation de retour va donc consister en une relance du Qi dans les méridiens responsables du sang : Rate, Foie, Poumon, Cœur, Rein, donc dans les méridiens des 5 organes. Le massage sera plus important sur tel ou tel méridien en fonction du déséquilibre trouvé lors de l'étude énergétique du patient.

Ensuite, il faut savoir que le bas-ventre est un carrefour veineux très important pour la circulation de retour. Il conviendra donc de débloquer cette zone pour permettre une meilleure circulation. Nous emploierons la technique An Fa pour commencer puis Mö Fu pour débloquer plus en profondeur. Nous exercerons ensuite un pompage de la cage thoracique en suivant le rythme respiratoire du patient, ceci permet de relancer le Qi des poumons et du cœur et donc de réactiver la circulation de retour.

Nous avons dit que le bassin est un carrefour veineux important ; il sera donc bon de veiller à la bonne mobilité de celui-ci en levant les éventuels blocages du sacrum et de la région lombaire. Pour ce faire il faut masser et chauffer toute cette région par un massage vigoureux type Mö Fa et au besoin appliquer Nie Ji (pincer rouler) pour enlever les empâtements tissulaires. Puis, le sujet étant en décubitus dorsal, son sacrum reposant sur la paume du praticien, ce dernier exécute un pompage sacré en tirant le sacrum en bas et en avant à l'expiration et en relâchant à l'inspiration.

Terminer le massage par la manœuvre Tui Fa sur les jambes en descendant sur la face externe et en remontant sur la face interne (6 fois), et un massage des voûtes plantaires point de départ de la circulation de retour.

An Fa sur : 3F, 5RP, 32E (point maître des veines), 9P.

Attention : il ne faut pas masser sur les zones présentant des paquets variqueux importants ni sur et autour d'un ulcère variqueux. Il ne faut pas non plus appliquer Tuina dans les cas de phlébite ou de para-phlébite sous peine de déplacer le caillot au risque de provoquer une embolie.

Mouvements de Qi-Gong contre les affections de la circulation de retour

Remuer le pilier céleste : assis en tailleur, les mains posées sur les genoux, tourner le cou et le dos (comme dans un mouvement de vis) vers la gauche le temps de 12 respirations, puis revenir à la position de départ et faire de même à droite. Recommencer 3 fois.

Régler le régime du feu : dans la même position que précédemment, frotter les mains jusqu'à ce qu'elles soient chaudes et masser la plante des pieds, puis remonter en massant par la face interne des jambes jusqu'au ventre et redescendre par la face externe (3 fois). Ensuite masser le Dan Tian, c'est-à-dire le réchauffeur inférieur au niveau du ventre, d'une manière vigoureuse jusqu'à sensation de chaleur et de plénitude. Masser vigoureusement le Ming Men (région lombaire) jusqu'à sensation de chaleur intense. Ensuite reposer les mains sur les genoux, ouvrir la bouche et expirer en prononçant le son Ke (Que) 9 fois, ceci fait sortir le mauvais Qi du cœur et régularise la circulation.

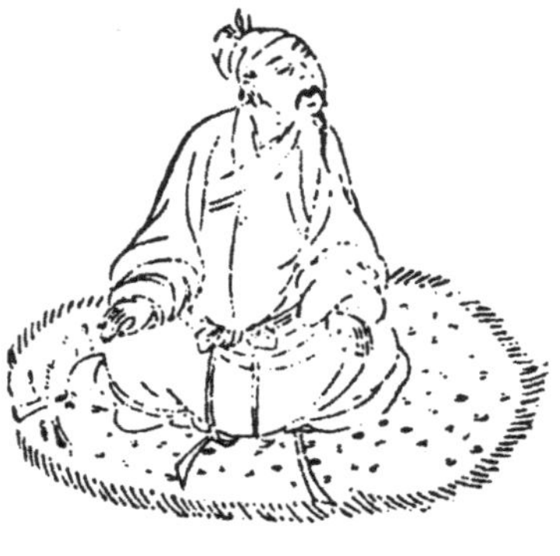 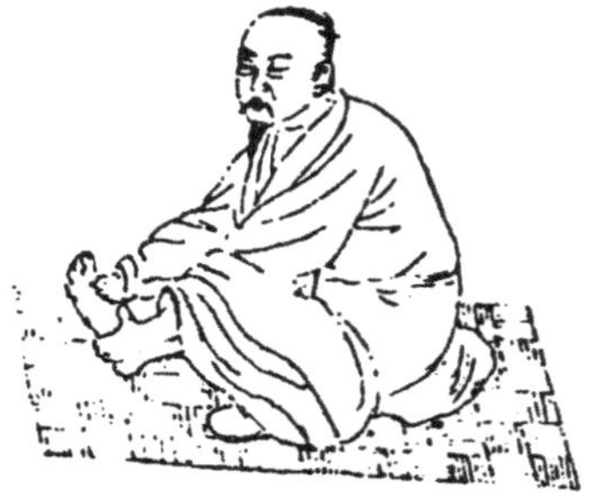

En phytothérapie, il est conseillé d'utiliser les vertus du plus vieil arbre du monde et aussi du plus résistant (c'est la seule plante qui ait résisté à l'explosion d'Hiroshima) le fameux Gingko Biloba.

Les maladies artérielles

Tout comme les veines, les artères sont liées à l'organe Cœur. Dans les pathologies artérielles ce sont les artères par elles-mêmes qui sont atteintes et non le sang. Les maladies artérielles seront en ce sens liées directement au Qi du Cœur.

Dans les cas d'artérite ou d'artériosclérose, il faudra surtout traiter le Qi du Cœur par un massage des méridiens Cœur et Maître Cœur et également un massage des trois foyers. Ces massages seront incorporés à un massage général doux et léger.

An Fa sur: 1VG, 2F, 32E, 6RP, 14F, 39VB, 36E, points Ba Fung.

Il faut signaler que les affections artérielles nécessitent un traitement médical général. En phytothérapie il est conseillé d'utiliser les vertus de l'ail et de l'olivier (huile d'olive) dans l'alimentation. Il faut supprimer tabac, alcool et graisses.

L'hypertension

L'hypertension artérielle est classée en M.T.C. dans la catégorie des vertiges et des maux de tête à cause de ses symptômes qui sont justement maux de tête et vertiges accompagnés de rougeur de la face et de sensation de gonflements du cerveau. La M.T.C. attribue l'hypertension à un déséquilibre entre le Yin et le Yang au niveau du foie et des reins.

Il convient de masser les différents points du méridien Vessie dans le dos par la manœuvre type Tui Fa exécutée avec la paume de la main depuis le haut de la colonne vertébrale jusqu'au fesses. Ce massage permet de faire descendre le trop-plein de Qi situé aux niveaux supérieurs. Ensuite masser le Du Mai le long de la ceinture pour équilibrer le Qi dans les méridiens Foie et Reins (3 à 6 fois).

Recommencer un massage sur les mêmes trajets que ci-dessus mais cette fois par une manœuvre du type Nie Ji. Apparaissent alors 5 lignes rouges de chaque côté de la colonne vertébrale (méridien Vessie) et une le long de la ceinture (méridien Du Mai). Sur ces lignes pratiquer An Fa avec les pouces sur des points séparés d'un travers de doigt l'un de l'autre, faire 6 pressions circulaires sur chaque point dont 3 pressions croissantes et 3 pressions décroissantes. Ensuite avec le tranchant des mains percuter le long du trajet de ces 5 lignes en commençant du haut de la colonne en terminant le long de la ceinture (3fois). Les mains à plat, exécuter un massage type Tui Fa le long du dos et sur les lombes pour renforcer la fonction rénale (3 fois). Continuer Tui Fa sur la face postérieure des jambes le long du méridien Vessie (6 fois), ceci fait descendre le trop-plein d'énergie.

Alors, le malade allongé sur le dos, masser la poitrine et le ventre. Une main sur la poitrine, l'autre sur le ventre, exécutent des mouvements alternés d'un côté du corps à l'autre pour équilibrer le Qi en haut et en bas. Ensuite pratiquer Tui Fa depuis les aisselles jusqu'au Dan Tian (6 fois). Ensuite pratiquer Mŏ Fu sur le ventre. Puis Mŏ Fa par mouvements circulaires dans le sens des aiguilles d'une montre sur le Dan Tian pendant 3 minutes. Terminer par un effleurement du ventre avec les deux mains posées à plat. Ces manœuvres sur le ventre permettent de mieux répartir le Qi dans les différents méridiens car cette zone est le point de convergence de nombreux méridiens. Masser également le nombril car il communique avec les 5 viscères et il est la porte de passage de l'énergie spirituelle. Nous apportons ainsi un équilibre Yin/Yang de tout l'organisme.

An Fa Sur : 9V (coussins de jade), 11GI, 2F, 34VB, 10TR, 7C, 7MC 6RP.

Mouvements de Qi-Gong en cas d'hypertension

Le dragon balance la tête et la queue : debout les pieds joints, bien détendu, les mains jointes devant la poitrine, respirer calmement pendant quelques instants en faisant le vide dans la tête. Monter ensuite les mains toujours jointes au-dessus de la tête. Puis les descendre sur la gauche de la tête tandis que celle-ci pointe à gauche et que les fesses pointent à droite, rester quelques instants dans cette position en faisant le calme en soi. Revenir droit, mains au-dessus de la tête et recommencer de l'autre sens. Alterner ainsi 9 fois à gauche, 9 fois à droite. A la fin de cette série, ramener les mains jointes devant la poitrine et faire descendre mentalement le Qi de la tête vers les pieds et le sol pendant quelques minutes. Par cet exercice le feu du cœur se disperse et descend vers le bas.

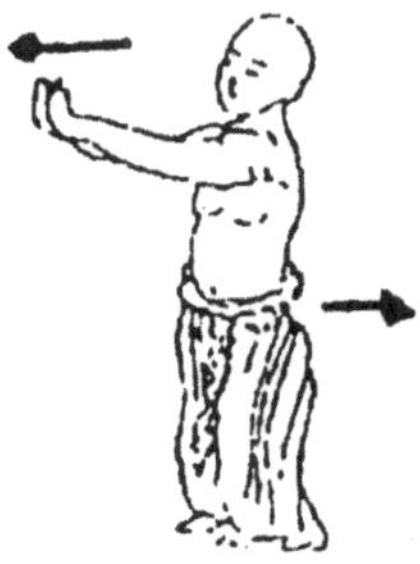

Les maladies de la peau

La peau est le tissu qui correspond en M.T.C. à l'énergie du poumon. D'une manière générale dans les problèmes dermatologiques il faut équilibrer le Qi dans le méridien Poumon et dans le méridien Gros Intestin qui lui est couplé. Il faut pratiquer Tui Fa sur le trajet de ces 2 méridiens, faire un massage des poumons (compression douce de la cage thoracique) et du gros intestin (voir chapitre du massage général) et ajouter le Tuina particulier à chaque affection comme indiqué ci-dessous.

Les engelures

Les engelures sont dues à des inflammations des capillaires. Elles apparaissent sur des terrains dont la circulation locale est déficiente et particulièrement aux extrémités des orteils et quelquefois des doigts, particulièrement en hiver.

Il convient donc de masser les membres inférieurs et/ou les membres supérieurs selon les cas par des manœuvres vigoureuses qui apportent de la chaleur. Il faut également stimuler le Ming Men (creux lombaire) pour fortifier le Qi des reins correspondant à l'hiver et de tonifier le Qi dans les méridiens Cœur et Maître Cœur responsables de la chaleur et des vaisseaux.

An Fa sur 14VC (sous la 7ème cervicale), sur 20VG (Baihui, au sommet du crâne) et sur 1R (à la plante des pieds).

Zona, varicelle, herpès

Ces trois maladies sont dues à un virus très voisin et ont un caractère commun, l'apparition de bulles sur la peau.

An Fa sur 9TR, 67 et 66V, 45E et 4GI (surtout pour les zonas ophtalmiques et l'herpès buccal). En cas de varicelle ajouter An Fa sur 20VB et 2F.

Le psoriasis

An Fa sur 11GI, 7P, 4TR, 42E.

L'eczéma

An Fa sur 15 et13V, 54V, 11E, 10RP.

Autres affections

Maux de tête

Les maux de tête sont très courants mais d'origines très diverses et complexes. La M.T.C. les attribue à des causes externes et internes. Les causes externes sont le vent et le froid, le vent et la chaleur, le vent et l'humidité. Les causes internes sont l'excès de Yang du foie, la déficience de l'énergie vitale du sang ou des reins. Pour la M.T.C. les maux de tête aigus proviennent d'éléments extérieurs qui provoquent un excès d'énergie vitale, une plénitude, tandis que les maux de tête chroniques sont dûs à des problèmes internes qui provoquent une déficience de l'énergie vitale, un vide.

Le traitement tient compte de la localisation des douleurs. Les maux de la partie antérieure de la tête relèvent des affections des méridiens Yangming (Gros Intestin et Estomac), les maux de côté sont des affections des méridiens Shaoyang (Triple Réchauffeur et Vésicule Biliaire), les maux postérieurs sont dûs aux affections des méridiens Jueyin (Maître Cœur et Foie), les maux qui irradient dans le dos sont dûs aux affections du méridien Du Mai. Les maux de tête sont donc traités différemment selon les méridiens en question.

D'une manière générale on commence toujours par un massage général de la tête. Masser le visage avec les mains à plat pour calmer l'esprit, harmoniser le cœur, puis avec les doigts en forme de peigne masser le cuir chevelu plusieurs fois de l'avant vers l'arrière, masser la nuque.

Ensuite :

Pour les douleurs antérieures : masser le visage et le front, masser le méridien Gouverneur de la racine du nez vers le cuir chevelu par un mouvement alterné des deux pouces. An Fa sur les points 25VG (entre les deux sourcils) et sur les points 20GI (de chaque côté des ailes du nez).

Pour les maux latéraux : masser le méridien Vésicule Biliaire depuis la tempe jusqu'à la base du crâne en passant au-dessus des oreilles (9 fois). An Fa sur 1VB, 23TR, 20TR, 9VB, 20VB. Puis masser la nuque vers le bas pour refouler l'énergie.

Pour les maux du dessus de la tête et de la partie postérieure, masser le cuir chevelu de l'avant vers l'arrière, puis An Fa sur Baihui 20VG au sommet de la tête, sur 20VB, puis masser la nuque.

Dans tous les cas continuer le massage en faisant descendre le Qi le long de la colonne vertébrale par Tui Fa, puis continuer par la face externe des membres inférieurs. Enfin masser le point Yong Quan, source jaillissante (1R), à la plante des pieds, et les points 60V (derrière les malléoles). Pratiquer également Tui Fa le long de la face interne des membres supérieurs et terminer par an Fa sur 4GI.

Mouvements de Qi-Gong contre les maux de tête

Saisir des deux mains le vent et le tonnerre : entourer des deux mains les oreilles et la nuque et en calmant l'esprit, faire circuler le souffle 12 fois dans l'orbite microcosmique, c'est-à-dire faire monter en inspirant le long de la colonne vertébrale et faire descendre par devant en expirant.

Le cavalier monte sur la montagne : les doigts en forme de peigne gratter le cuir chevelu du front vers la nuque (9 fois).

Remuer le pilier céleste : assis en tailleur, les mains posées sur le genoux, tourner le cou et le dos (comme dans un mouvement de vis) vers la gauche le temps de 12 respirations, puis revenir à la position de départ et faire de même à droite. Recommencer 9 fois.

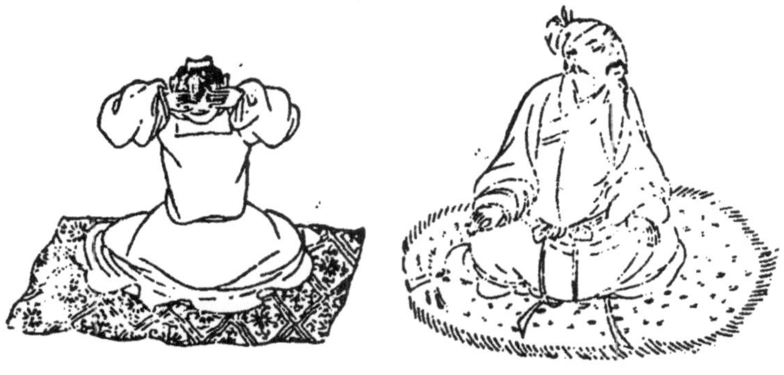

Maux de dents

Les maux de dents peuvent être rapidement soulagés lorqu'ils sont pris au début par un massage du type An Fa sur le point 4GI (Hegu) situé sur la main au niveau de la palme entre les 1er et le 2ème métacarpiens, ce point est particulièrement efficace.

On peut ajouter An Fa sur 25VG entre les sourcils, sur 7E en avant de l'oreille et 18IG situé à 2 travers de doigts en arrière de la base des ailes du nez, dans un creux situé sous l'os zygomatique.

On peut ajouter Tui Fa le long de la face interne du bras en partant de la mâchoire jusqu'au bout des doigts, ceci pour chasser la mauvaise énergie.

Mais ce massage, même s'il soulage, n'empêche en aucun cas la visite chez le dentiste.

Fatigue des yeux et ophalmie

Notre travail ou nos occupations nous demandent souvent une grande précision oculaire, mais dans la journée, quelquefois les yeux fatiguent à force de fixer quelquechose. De plus la lumière artificielle que nous dispensent nos éclairages modernes ne fait qu'aggraver les choses.

Je vous conseille donc un petit auto-massage de Qi Gong qui vous permettra d'éviter la fatigue de vos yeux et de garder toute votre acuité visuelle. Cet auto-massage demande peu de temps mais est vraiment efficace quand les yeux commencent à faiblir :

Tout d'abord, concentrez-vous sur vos mains et plus particulièrement sur vos majeurs ; approchez ces derniers de vos yeux et massez les points suivants 9 fois vers l'intérieur et 9 fois vers l'extérieur.

1) le point ZANZHU (2V) situé au coin interne de l'œil

2) le point JING MING (1V) situé au bord interne des sourcils

3) le point SISZUKONG (23TR) situé au bord externe des sourcils

4) le point TONGZILIAO (1VB) situé au bord externe de l'œil

5) le point CHENGQI (1E) situé juste sous l'œil

6) le point SIBAI (2E) situé sous le rebord inférieur de l'orbite

7) frottez vos mains pour les chauffer puis appliquez-les sur les yeux en comptant doucement jusqu'à neuf.

Et voilà ! Le tour est joué, vos yeux sont comme neufs !

Cet auto-massage fait partie d'un exercice de QI GONG plus complet destiné à soigner les problèmes oculaires tels que myopie, strabisme, presbytie, etc. et qui est d'un effet vraiment spectaculaire sur la vision ; on comprend pourquoi peu de Chinois portent des lunettes.

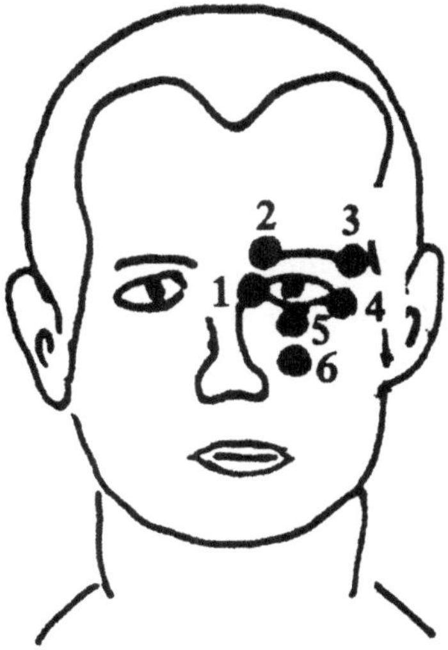

L'obésité

L'obésité est un problème qui est particulier à chaque personne qui en est atteinte. Il existe plusieurs causes d'obésité, mauvais régime alimentaire, mauvais métabolisme, facteurs nerveux et psychologiques, problèmes hormonaux, etc. Il est donc impossible de donner ici un profil de traitement. Toutefois on peut conseiller quelques points sur lesquels on peut pratiquer An Fa pour aider à perdre un peu de poids : 34VB, 26VB, 4RP et massage type Tui Fa sur le merveilleux vaisseau Tchrong Mo.

En guise de conclusion

Pour conclure cet ouvrage je dirai simplement que pour aider quelqu'un dans sa guérison, le thérapeute doit avant tout faire preuve de beaucoup d'amour envers les personnes qu'il traite, ainsi s'installe un climat de confiance entre le soignant et le soigné, telle est la clef primordiale du Tuina.

Je terminerai en citant un passage du *Tao de la guérison* de Haven Trevino :

Les machines ne guérissent pas
Quand elles nous aident à oublier notre nature profonde.

La peur fait avorter l'intuition,
En donnant le jour à un dieu mécanique.
La machine peut-elle réparer l'esprit,
Contrôler la présence de l'amour ?
Peut-elle tenir la main de l'homme sur le départ
Et offrir la paix à son âme ?

La peur de la mort est la seule maladie,
Une invitation au charlatanisme et à l'avidité.
Ceux qui attaquent la peste comme une force ennemie
Brandissent des épées d'ignorance, des flèches de désespoir,
Ils se réjouissent de la défaite de chaque maladie,
S'étonnent de l'arrivée de cinq autres ;
Ils approuvent le sauvetage d'un corps,
Inconscients du départ silencieux de l'âme.

Les véritables guérisseurs passent peu de temps sur les symptômes,
Ils ne se réjouissent que d'un cœur qui s'ouvre.

TUINA

Le véritable massage traditionnel chinois

JEAN-PIERRE KRASENSKY

Tome I : Les bases théoriques

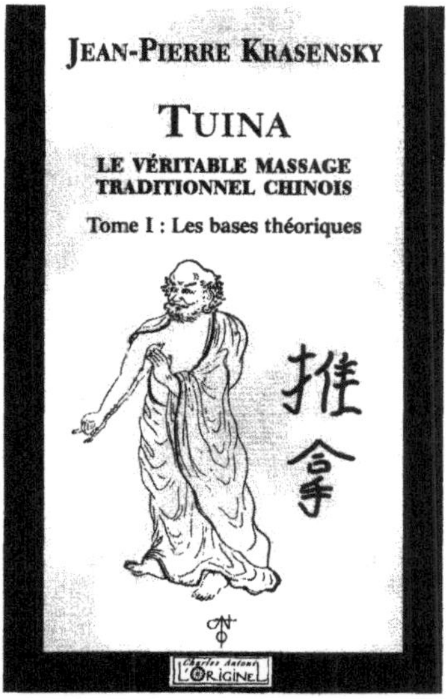

Pour la première fois en Occident le véritable massage traditionnel chinois, le Tuina, est dévoilé dans cet ouvrage. C'est une des perles de ce grand trésor qu'est la médecine traditionnelle chinoise.

Dans la véritable médecine traditionnelle chinoise le massage Tuina tient une place plus prépondérante que l'acupuncture, aussi bien dans le domaine médical que dans la pratique familiale.

L'objectif fondamental du Tuina est de préserver ou de rétablir la bonne circulation de l'énergie et du sang pour le bien-être de l'individu en prévenant les déséquilibres organiques, en soulageant les phénomènes douloureux, en levant les blocages et obstructions divers qui peuvent survenir dans le corps, traitant par ce fait non seulement des affections bénignes mais aussi des maladies aiguës et chroniques.

Pour tous renseignements sur la M.T.C. et sur le Qi-Gong écrire à :

Jean-Pierre Krasensky
Institut de Qi-Gong
et de Thérapies Traditionnelles Chinoises

institut.tao9@gmail.com

Cet ouvrage a été achevé d'imprimer par Dupli-print (95)
à Domont en avril 2022

N° d'impression : 2022040762
Imprimé en France